Chirurgische Infektionen von Knochen, Gelenken und Weichteilen

Chirurgische Infektionen von Knochen, Gelenken und Weichteilen

Herausgegeben von
K.-H. Schultheis, K. E. Rehm, H. Ecke †

Walter de Gruyter
Berlin · New York 1991

Die Adressen der Herausgeber und Autoren finden Sie auf Seite 125

Das Buch enthält 40 Abbildungen und 32 Tabellen.

Die Deutsche Bibliothek – CIP-Einheitsaufnahme

Chirurgische Infektionen von Knochen, Gelenken und Weichteilen / hrsg. von K.-H. Schultheis ... – Berlin ; New York : de Gruyter, 1991
ISBN 3-11-013181-1
NE: Schultheis, Karl-H. [Hrsg.]

Satz: Arthur Collignon GmbH, Berlin – Druck: Gerike GmbH, Berlin – Buchbinderische Verarbeitung: Dieter Mikolai, Berlin – Umschlagentwurf: Rudolf Hübler, Berlin. Printed in Germany.

Vorwort

Infektionen von Knochen, Gelenken und Weichteilen stellen nach wie vor erhebliche Probleme des chirurgischen Alltags dar.

Der vorliegende Band resümiert den derzeitigen Therapiestand, wobei die Referate des Gießener Symposiums 1990 Grundlage waren. Die Herausgeber danken den Autoren für ihre Beiträge.

Bei der Planung dieses Buches konnten die Herausgeber nicht wissen, daß damit das Lebenswerk ihres verehrten Lehrers, das u. a. mit Untersuchungen über die Wirksamkeit der Eigenblutantibiotikaplombe begonnen hatte, seinen Abschluß gefunden hat.

Mit der Herausgabe möchten wir daher unseres großen Lehrers gedenken.

K.-H. Schultheis, Nürnberg *K. E. Rehm,* Köln

Inhalt

Knocheninfektion – pathologische Abläufe

P. H. Wünsch, A. Woltmann

Pathologisch-anatomisch wird jeder Entzündungsprozeß des Knochens bzw. im Knochen als Osteomyelitis bezeichnet. Der klinisch häufig benutzte Begriff „Osteitis" ist unter Berücksichtigung pathogenetischer Phänomene einschließlich der Vorstellungen zur Allgemeinen Pathologie der Entzündung wenig exakt und nicht zutreffend. Ausgangspunkt jeder Entzündung, auch der Knochenentzündung, ist primär das Gefäßbindegewebe. Man spricht von der initialen Reaktion des Gefäßbindegewebes auf eine lokale Alteration z. B. durch Erreger etc. Diese Reaktion des Gefäßbindegewebes macht sich prinzipiell in einer „Kreislaufstörung" der terminalen Strombahn bemerkbar.

Es ist daher zu fordern, daß jede Knochenentzündung, also jede Osteomyelitis vom Gefäßbindegewebskomplex des Knochenmarks bzw. in selteneren Fällen des Periostes ihren Ausgang nimmt. Die eigentlichen Knochenstrukturen, Spongiosa und Compacta, werden erst sekundär und sozusagen passiv in den entzündlichen Prozeß einbezogen. Die Knocheninfektion kann zum einen per continuitatem, also fortgeleitet, zum anderen hämatogen entstehen.

Formen und Einteilung der Osteomyelitis

Allgemein wird zwischen einer akuten, einer chronischen und einer chronisch-rezidivierenden Form der Osteomyelitis unterschieden. Der Anteil der chronischen bzw. chronisch-rezidivierenden Erkrankungen wird im klinischen Bereich auf 15% bis 30% der Osteomyelitis-Fälle geschätzt, wahrscheinlich sind hier jedoch höhere Werte anzunehmen. Besonders hinzuweisen ist, daß sowohl feingeweblich, als auch klinisch zwischen akuten und chronischen Formen nur bedingt unterschieden werden kann. Nicht selten finden sich im Einzelfall akut-floride und chronisch-entzündliche Reaktionen in ein und derselben befallenen Knochenregion.

Osteomyelitiden lassen sich unter Berücksichtigung verschiedener Aspekte einteilen und zuordnen. Folgendes Schema erscheint uns sinnvoll:

1. Posttraumatische Osteomyelitis
2. Hämatogene Osteomyelitis
3. Plasmazelluläre Osteomyelitis
4. Primär chronisch-sklerosierende Osteomyelitis
5. Osteomyelitis per continuitatem
6. Brodie-Abszeß
7. Spezifische Osteomyelitis (z. B. Tuberkulose, Sarkoidose, Lues, Aktinomykose, Mykose, Salmonellose, Brucellose, Lepra, Echinokokkus, Postvakzination).

Im eigenen Untersuchungsgut, das aus einem Zeitraum von zwei Jahren stammt, haben wir hauptsächlich posttraumatische Formen sowie per continuitatem entstandene Knochenentzündungen vorgefunden (Tab. 1). Weitaus seltener ließen sich hämatogene Osteomyelitiden postulieren. Die spezifischen Osteomyelitisfälle dürften heute große Raritäten darstellen.

Letztlich umstritten ist die eigenständige Existenz der plasmazellulären Osteomyelitis, z. B. im Kindesalter und der primär-chronisch-sklerosierenden Osteomyelitis.

Tabelle 1 Osteomyelitis – Einteilung bei 158 Patienten

Einteilung	Anzahl der Patienten
Posttraumatisch	82 (52%)
Hämatogen	14 (9%)
Plasmazellulär	1 (0,5%)
Prim. chron.-skler.	– –
Per continuitatem	61 (38%)
Brodie-Abszeß	1 (0,5%)
Spezifische Osteomyelitis	– –

Alters-/Geschlechtsverteilung, Verlauf und Lokalisation der Osteomyelitis

Die Osteomyelitis ist in unserer Zeit eine Erkrankung, die vorrangig im Erwachsenenalter und insbesondere bei älteren Patienten auftritt (Abb. 1). Es sind weitaus mehr männliche als weibliche Patienten befallen (Abb. 2). Im Gegensatz zur Klinik sieht der Pathologe wesentlich häufiger chronische bzw. chronisch-rezidivierende Krankheitsfälle. Das liegt sicherlich daran, daß im klinischen

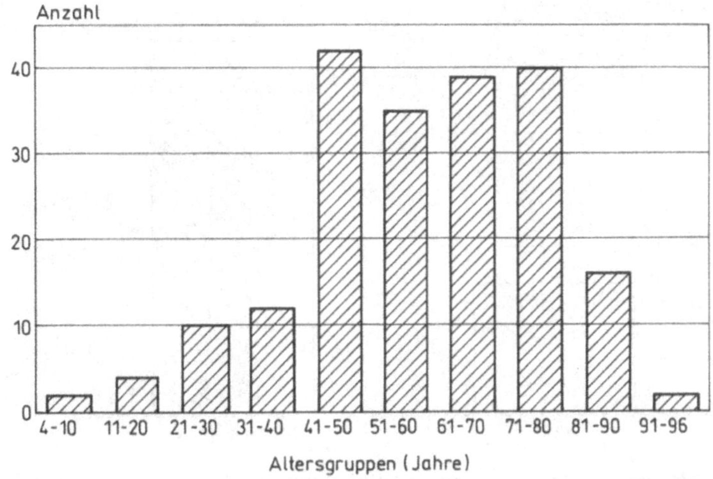

Abb. 1 Altersverteilung von 202 Patienten des eigenen Untersuchungsgutes über einen Zeitraum von zwei Jahren mit Osteomyelitis.

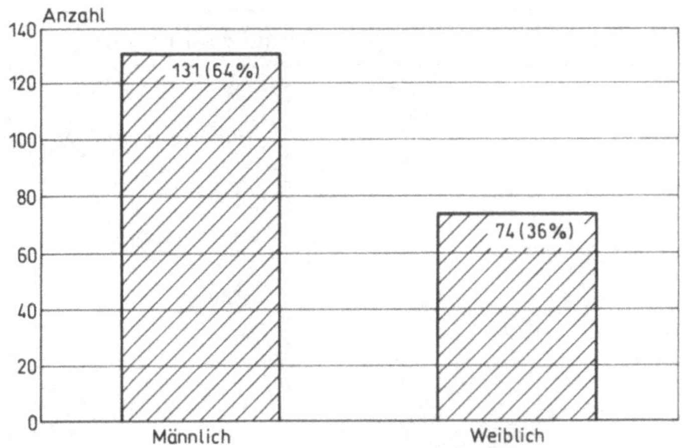

Abb. 2 Geschlechtsverteilung von 205 Patienten des eigenen Untersuchungsgutes mit Osteomyelitis.

Bereich bei Verdacht auf eine akute Osteomyelitis wohl selten eine Knochenbiopsie zur diagnostischen Abklärung indiziert ist (Abb. 3). Auf die Problematik der exakten Unterscheidung zwischen einer akuten und einer chronischen Osteomyelitis in den histologischen Schnittpräparaten wurde bereits hingewiesen.

In Tabelle 2 sind die jeweiligen Lokalisationen der Knochenentzündungen im eigenen Untersuchungsgut (Zeitraum zwei Jahre) aufgeschlüsselt. Die langen

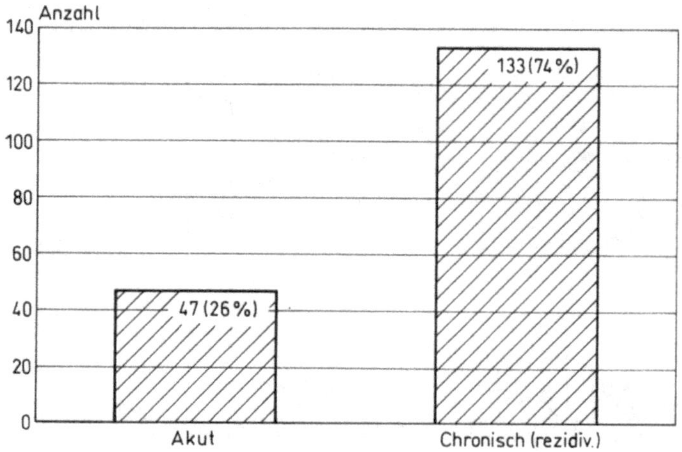

Abb. 3 Zuordnung von 180 Osteomyelitisfällen des eigenen Untersuchungsgutes zu den akuten und zu den chronischen bzw. chronisch-rezidivierenden Formen.

Tabelle 2 Osteomyelitis – Lokalisation bei 189 Patienten

Lokalisation	Anzahl der Patienten	
Mastoid	3	
Kiefer	8	
Clavicula	2	
Humerus	5	17 (9%)
Unterarm	1	
Hand	1	
Finger	10	
Rippen	1	
Wirbelsäule	3	
Beckenknochen	2	
Femur	41	153 (81%)
Patella	1	
Tibia	26	
Fibula	4	
Fuß	28	
Zehen	53	
	189	

Röhrenknochen der unteren Extremitäten sowie Fuß- und Zehenknochen erwiesen sich hier als eindeutig bevorzugte Strukturen für die Ausbildung einer Osteomyelitis.

Morphologie der Osteomyelitis

Die wichtigsten Osteomyelitisformen, nämlich die posttraumatische und die hämatogene Osteomyelitis, sind in ihren morphologischen Erscheinungsbildern und Abläufen gleichartig einzustufen. Als früheste Auffälligkeiten finden sich Markraumnekrosen und Granulozytenansammlungen (Abb. 4). Man kann von einer nekrotisierend-eitrigen Markraumläsion sprechen. Die Pathomechanismen, die nachfolgend zur Alteration der Knochenbälkchen mit entsprechender Knochennekrose bis hin zur Ausbildung von Knochensequestern, insbesondere auch Mikrosequestern führen sind strittig und nicht eindeutig geklärt. Diskutiert werden u. a. eine Osteoklastenaktivierung etwa durch die Anwesenheit der Granulozyten, eine direkte Einwirkung der Granulozyten auf die Knochenbälkchen und eine ischämisch ausgelöste Knochennekrose („Mikroinfarkt“) im Rahmen der schon angesprochenen, die Entzündung kennzeichnenden „Durchblutungsstörung“ der terminalen vaskulären Strombahn in den Markräumen, aggraviert durch die Druckerhöhung im Markraum (Hyperämie, Exsudat etc.). Diese letztgenannte Möglichkeit, also die Entstehung von Knochengewebsnekrosen im Rahmen des akut-entzündlichen Markraumgeschehens über „ischämische“ Vorgänge in der Endstrombahn, wäre pathogenetisch durchaus einleuchtend.

Die nekrotischen, avitalen Knochenfragmente initiieren in der Umgebung eine Aktivierung der Fibroblasten oder besser Myofibroblasten des Knochenmarks mit entsprechender Faserbildung und Osteoblastenproliferationen (Abb. 5). In

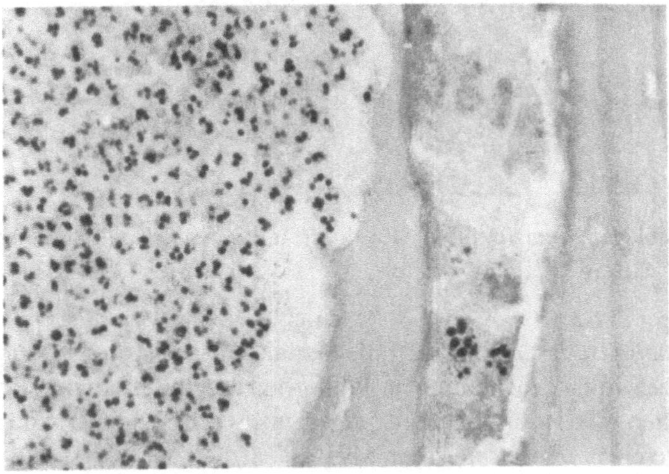

Abb. 4 Frühe Morphologie einer akuten hochfloriden granulozytenreichen Markraumnekrose, Ausbildung einer Knochennekrose im Bereich der umgebenden Spongiosa.

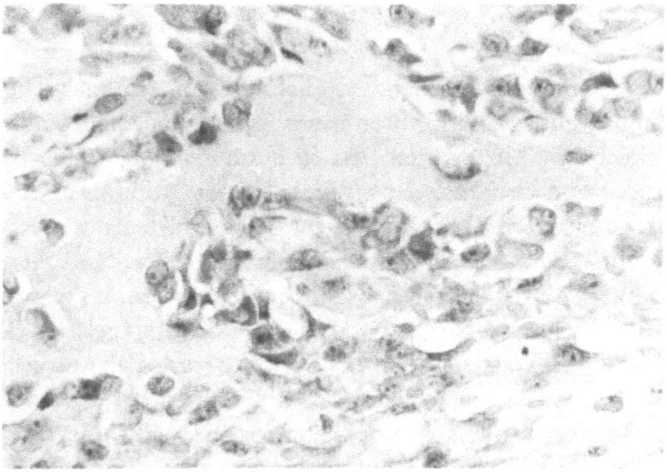

Abb. 5 Partiell sequestriertes Knochenbälkchen mit aktivierten Myofibroblasten und Osteoblasten, Faserbildung und geflechtartiger Knochenneubildung.

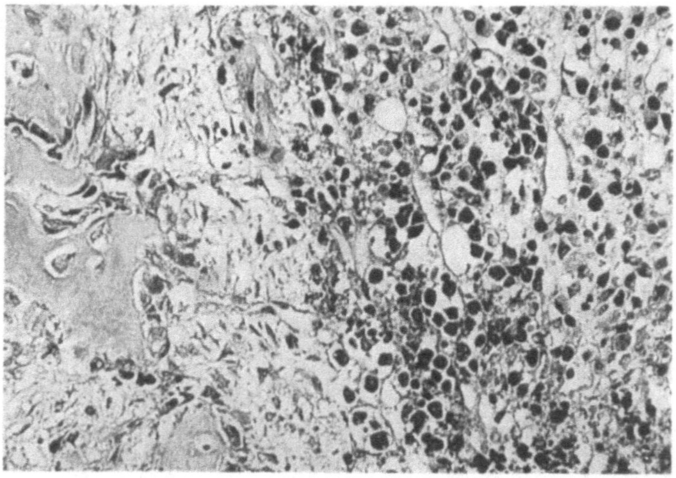

Abb. 6 Mononukleäres entzündliches Restinfiltrat im Bereich eines perispongiösen Fasernetzes.

diesen perispongiösen Faserstrukturen bleiben als Ausdruck des Versuches, den Krankheitsprozeß lokal einzudämmen, häufig auch zellulär-entzündliche Restinfiltrate bestehen, die wohl als Quelle eines chronisch-rezidivierenden Krankheitsbildes angesehen werden müssen (Abb. 6).

Im Gefolge dieser skizzierten entzündlichen Vorgänge innerhalb der Markräume stellt sich häufig eine Mitbeteiligung der Kortikalis mit subperiostalem Abszeß,

Kortikalissequestration, unregelmäßiger Knochenneubildung etc. ein. Als Schiene für die Ausbildung der subperiostalen eitrigen Entzündung dürften zumindest im Erwachsenenalter die Volkmann'schen Kanäle anzuschuldigen sein. Der umgekehrte Weg, primär eitrige Periostitis bzw. Subperiostitis, Kortikalisdestruktion, Myelitis, ist theoretisch ebenfalls durchaus denkbar, dürfte jedoch, wenn überhaupt, nur im frühen Kindesalter eine gewisse Rolle spielen.

Weiterführende Literatur

Ackerman, L. V., H. J. Spjut, M. R. Abell: Bones und joints. Williams & Wilkins, Baltimore 1976.

Adler, C.-P.: Knochenkrankheiten. Thieme, Stuttgart – New York 1983.

Bogumill, G. P., H. A. Schwamm: Orthopaedic Pathology. Saunders, Philadelphia 1984.

Bourne, G. H.: The Biochemistry and Physiology of Bone. Academic Press, New York 1956.

Bullough, P. G., V. J. Vigorita: Orthopädische Krankheitsbilder. Pathologie – Radiologie – Klinik. Thieme, Stuttgart – New York 1987.

Lichtenstein, L.: Diseases of Bone and Joints. Mosby, Saint Louis 1975.

Revell, P. A.: Pathology of Bone. Springer, Berlin – Heidelberg – New York – Tokyo 1986.

Bakteriologie der Knocheninfektionen

H.-M. Just

Bakteriologie der Knocheninfektionen

Die häufigste Form der Knocheninfektion ist die Osteomyelitis. Für die zu erwartenden Erreger und damit für das therapeutische Vorgehen ist die Entstehung, primär-hämatogen, oder sekundär ausgehend von einem Infektionsherd bzw. als Folge von Trauma oder Operation ebenso entscheidend wie die Verlaufsform, akut oder chronisch, die Lokalisation der Osteomyelitis, aber auch das Alter des Patienten.

Primäre Form

Diese hämatogen entstandene Form ist meistens bakteriell bedingt und tritt überwiegend als Monoinfektion, d.h. durch nur einen Erreger ausgelöst, in Erscheinung. Lediglich bei ca. 5% der Patienten werden Mischinfektionen (meistens Staphylococcus aureus und Streptokokken) beschrieben. Die Erregerisolierung ist dabei eine zwingende Voraussetzung für eine gesicherte Diagnose. In seltenen Fällen sind virale Ursachen ebenso beschrieben (z.B. nach Windpocken, Pocken bzw. Pockenimpfung) wie Pilzinfektionen und sollten wie auch Mykobakterien und Aktinomyceten mit in Betracht gezogen werden insbesondere dann, wenn ein kultureller Erregernachweis nicht gelingt.

B-Streptokokken, Staphylococcus aureus aber auch Escherichia coli sind die häufigsten Erreger bei Neugeborenen, während Staphylococcus aureus, A-Streptokokken und Hämophilus influenzae B bei Kindern zwischen 1 und 16 Jahren vorherrschen (Tab. 1). A-Streptokokken werden bei Kindern zwischen 1 und 3 Jahren am häufigsten isoliert. Auch bei den Erwachsenen dominieren die grampositiven Erreger (Staphylococcus aureus und Staphylococcus epidermidis), jedoch werden gramnegative wie Pseudomonas aeruginosa, Serratia marcescens oder Escherichia coli in zunehmendem Maße nachgewiesen. Dies gilt insbesondere für Drogenabhängige, bei denen Pseudomonas aeruginosa, Serratia marcescens aber auch Staphylococcus aureus als Erreger vorherrschen. Salmonellen werden dagegen vor allem bei Patienten mit Sichelzellanämie gefunden.

Tabelle 1 Häufigste Erreger der hämatogenen Osteomyelitis

Osteomyelitis hämatogen (primär)	
Kinder:	
< 1 Jahr:	B-Streptokokken
	Straphylococcus aureus
	Escherichia coli
1 – 16 Jahre:	Staphylococcus aureus
	A-Streptokokken
	Haemophilus influenzae
Erwachsene:	
Grampositiv:	Staphylococcus aureus
	Staphylococcus epidermidis
Gramnegativ:	Pseudomonas aeruginosa
	Serratia marcescens
	Escherichia coli

Sekundäre Form

Hierbei handelt es sich meistens um Mischinfektionen, wobei unterschieden wird zwischen der fortgeleiteten Form, ausgehend von einem Herd in unmittelbarer Nachbarschaft des infizierten Knochens, sowie einer posttraumatisch bzw. postoperativ entstandenen Form.

Bei der von einer Weichteilinfektion der Umgebung (Focus) ausgegangenen Osteomyelitis wird Staphylococcus aureus wiederum am häufigsten isoliert, aber auch verschiedene gramnegative Bakterien und auch Anaerobier (Tab. 1). Die Erregerisolierung ist bei dieser Form oft dadurch erschwert, daß aufgrund der Weichteilinfektion eine Antibiotika-Therapie voranging, so daß entweder der oder die verantwortlichen Erreger nicht mehr anzüchtbar sind oder aber Antibiotika-resistente Keime angezüchtet werden, die jedoch als eine sekundäre, selektive Kolonisierung zu werten sind.

Mischinfektionen mit den verschiedensten aeroben wie auch anaeroben Bakterien kommen vor allem bei Diabetikern mit Gefäßinsuffizienzen vor, ausgehend von einer Zellulitis oder trophischen, infizierten Haut-Ulcera. An eine Infektion mit Anaerobiern muß insbesondere bei den in Tabelle 2 aufgeführten Verletzungen gedacht werden, aber auch bei besonders übel riechenden Exsudaten und wenn nach mikroskopischem Keimnachweis im Präparat bei Patienten ohne vorangegangener Antibiotikatherapie eine kulturelle Anzüchtung bei sachgemäßer Entnahme und Verarbeitung des Untersuchungsmaterials mißlingt.

Tabelle 2 Häufigste Erreger der fortgeleiteten Osteomyelitis

Focus (sekundär)
– Staphylococcus aureus
– Staphylococcus epidermidis
– A-Streptokokken
– Enterokokken
– Gramnegative
– Anaerobier

Tabelle 3 Häufigste Anaerobierbeteiligung bei Osteomyelitis

Anaerobier-Infektionen:
– Hand (Hundebiß)
– Becken (Peritonitis)
– Sacrum (Dekubitus)
– Kopf
– Fuß (chronische Ulzera)
– „stinkende“ Exsudate
– negative Kultur bei positivem Präparat

Bei der posttraumatischen Form der sekundären Osteomyelitis sind in über 50% gramnegative Bakterien für die Infektion verantwortlich, vornehmlich Pseudomonas aeruginosa, aber auch Pilze und wiederum häufig Mischinfektionen mit Anaerobiern (Tab. 3). Bei der post-operativen Form dominieren dagegen wie bei krankenhauserworbenen (nosokomialen) Wundinfektionen grampositive Erreger, an erster Stelle Staphylococcus aureus.

Wirbelkörper-Osteomyelitis

Während früher, wie auch heute noch in den sog. Entwicklungsländern, Mycobacterium tuberculosis eine häufige Ursache der Wirbelkörper-Osteomyelitis war, hat sich in den letzten Jahrzehnten das Erregerspektrum bei uns gewandelt. Nosokomiale Infektionen als Folge operativer Eingriffe haben zu einem Vorherrschen von grampositiven Erregern wie Staphylococcus aureus aber auch gramnegativen Erregern wie Escherichia coli, Proteus- und Pseudomonas spezies geführt (Tab. 4).

Bei Patienten mit Endocarditis und Wirbelkörper-Osteomyelitis wurden häufig Viridans-Streptokokken aber auch Enterococcus faecalis als Erreger isoliert.

Tabelle 4 Häufigste Erreger der posttraumatischen/postoperativen Osteomyelitis

- Gramnegative (>50%) (posttraumatisch):
  Pseudomonas aeruginosa
- Grampositive (postoperativ):
  Staphylococcus aureus
- Anaerobier
- (Pilze)

Prothesen-Osteomyelitis

Nach einer Untersuchung von B. D. Brause an 105 Patienten mit Gelenkersatz zwischen 1985 und 1987 entstehen 51% der Infektionen als Folge einer postoperativen Wundinfektion, 34% hämatogen, 14% blieben ungeklärt. Bei 68% dieser 105 Patienten wurden grampositive Bakterien als Erreger isoliert, darunter in jeweils 22% Staphylococcus aureus bzw. Staphylococcus epidermidis. Gramnegative Erreger wurden in 25% nachgewiesen, hier dominierten Proteus spezies, Escherichia coli und Pseudomonas aeruginosa. Anaerobier wurden bei 11% der Patienten angezüchtet (Tab. 5).

Tabelle 5 Häufigste Erreger der Wirbelkörperosteomyelitis

– Staphylococcus aureus	63%
– Gramnegative	30%
– Streptokokken	3%
– Anaerobier	2%
– Staphylococcus epidermidis	1%
– Candida albicans	1%

Dieser Nachweis von Anaerobiern setzt eine optimale Materialentnahme, Transport in geeigneten Medien und eine entsprechende sachgemäße Verarbeitung im bakteriologischen Labor voraus. Diese Schwierigkeiten erklären die große Schwankungsbreite der Nachweishäufigkeit von Anaerobiern in der Literatur.

Diagnostik

Die Wichtigkeit des Versuchs einer Erregerisolierung kann gerade bei der Osteomyelitis nicht hoch genug eingeschätzt werden (Tab. 6). Bakteriologische Untersuchungen führten bei einer Studie an Kindern in 85% zu einem Erreger-

Tabelle 6 Häufigste Erreger nosokomialer Protheseninfektionen

Kontaktinfektionen:		
Grampositive		67%
– Staphylococcus epidermidis	37%	
– Staphylococcus aureus	16%	
– D-Streptokokken	10%	
Gramnegative		22%
– Proteus	6%	
– Entrobacter	6%	
– Pseudomonas aeruginosa	4%	
– Serratia	4%	
Anaerobier		10%

Tabelle 7 Geeignete Materialien für eine Erregerisolierung bei Osteomyelitis

Untersuchungsmaterial:

- immer Blutkultur (hämatogen ~50% positiv)
- Knochenbiopsie
- Drainageflüssigkeit/Eiter
- tiefer Wundabstrich (Staphylococcus aureus)

Nicht: oberflächlicher Wundabstrich

nachweis, wobei dieser in 57% der positiven Fälle aus dem Blut, in 69% aus der Knochenbiopsie, in 83% aus Gelenksflüssigkeit und in 100% aus der Wunddrainage isoliert werden konnte.

Blutkulturen sollten bei allen Patienten mit Verdacht auf eine Osteomyelitis entnommen werden, wobei eine aerobe und eine anaerobe Kultur anzulegen sind. Bei hämatogener Osteomyelitis gelingt ein Erregernachweis aus dem Blut bei der Hälfte bis zwei Drittel aller Patienten. I. R. eines operativen Eingriffs oder durch Biopsie gewonnenes Knochenmaterial ist für eine bakteriologische Untersuchung ebenfalls wichtig, sollte aber auch zu einer histopathologischen Begutachtung eingeschickt werden. Des weiteren eignet sich Drainageflüssigkeit aus tiefen Wundgebieten für eine Erregerisolierung, Wundabstriche dagegen nur dann, wenn sie aus der Tiefe entnommen werden können und die Wunde in direktem kausalen Zusammenhang mit der Osteomyelitis steht. Deshalb sind oberflächliche Wundabstriche zur Diagnostik ungeeignet.

Die mikrobiologischen Untersuchungen sollten auf aerobe wie anaerobe Erreger erfolgen und auch Mykobakterien und Pilze miteinbeziehen, wenn der klinische Verdacht darauf besteht.

Weiterführende Literatur

Brause, B. D.: Infected Orthopedic Protheses In: A. L. Bisno, F. A. Waldvogel (Hrsg): Infections Associated with Indwelling Medical Devices American Society for Microbiology 1989.

Schlossberg, D. (Hrsg): Orthopedic Infection. Springer Verlag 1988.

Osteomyelitis – Ätiologie, Diagnostik, Therapie

K.-H. Schultheis, H. Ecke†

Einleitung

Bis heute gibt es wohl keine Generation von Ärzten, die sich nicht mit dem Problem der Knocheninfektion beschäftigen mußte. Das Krankheitsbild der Osteomyelitis bzw. Osteitis ist möglicherweise so alt wie die Menschheit selbst.

Sichere Zeichen einer abgelaufenen Knocheninfektion ließen sich am Skelett des Neandertalers (ca. 5000 v. Chr.) nachweisen. Früheste Beschreibungen von Knocheneiterungen findet man im alten Ägypten. Aufzeichnungen über die Therapie der Osteomyelitis sind bei den frühen Hochkulturen Indiens, Mittelamerikas und China entdeckt worden. In neuerer Zeit beschrieb erstmals Chassaignac (1854) ausführlich das Krankenbild der Osteomyelitis [5].

Ätiologie

Grundsätzlich unterscheidet man die primäre hämatogene von der sekundären posttraumatischen Osteomyelitis (Abb. 1, 2), wobei pathomorphologische Erscheinungsbilder und Abläufe gleichwertig einzustufen sind. Die akute hämatogene Osteomyelitis befällt dabei meistens Klein- und Schulkinder. Ausgehend von einem Fokus wie einer eitrigen Tonsillitis, einer Ostitis etc. bildet sich ein hämatogener, oft metaphysär im Knochen gelegener Streuherd [5, 33]. Im weiteren Verlauf der Krankheit schmilzt die Spongiosa, welche den Streuherd umgibt, eitrig ein und es entsteht eine Markphlegmone. Gelangt der Eiter über die Haver'schen Kanäle zum Periost, bildet sich dort ein subperiostaler Abszeß. Die nun von innen nach außen von Eiter umspülte Kortikalis des befallenen Knochens stirbt ab, womit die akute Phase der Entzündung beendet ist. Reaktive Knochenneubildung und Resorptionsvorgänge kennzeichnen die chronische Phase der Entzündung. Der neu gebildete Knochen umschließt das abgestorbene Material, es entsteht ein Sequester. Unbehandelt perforiert der subperiostale Abszeß nach außen, die Folge ist eine eitrig sezernierende Fistel. Die Entzündung ist in das chronische Stadium übergegangen, das heutzutage wegen einer effi-

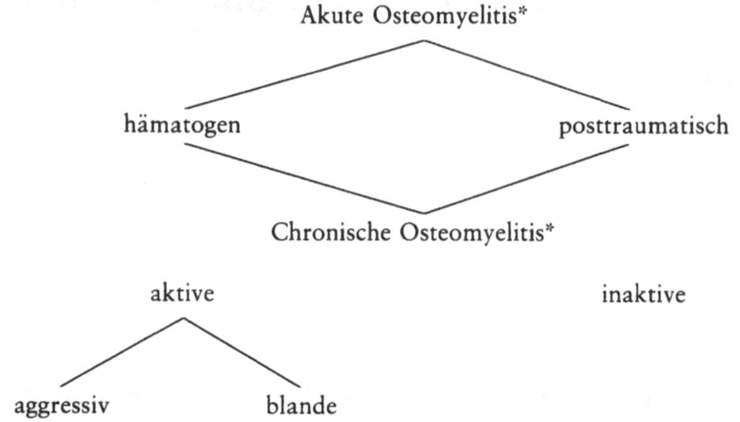

* Osteomyelitis = Osteitis

Abb. 1 Verlaufsformen der Osteomyelitis.

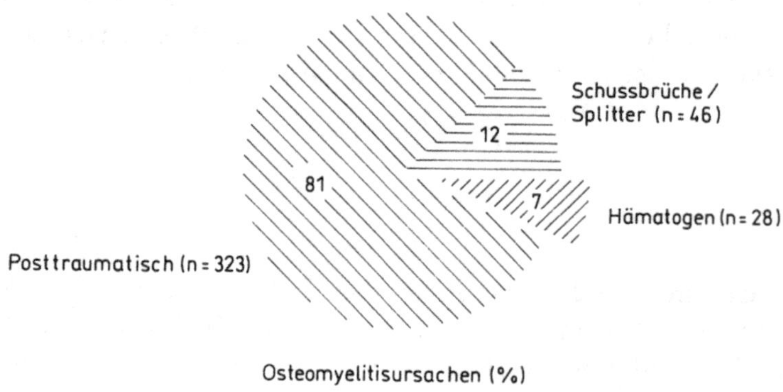

Abb. 2 Krankengut der Klinik für Unfallchirurgie der Justus-Liebig-Universität Gießen (1970–1985).

zienten hochdosierten Antibiotikatherapie in der Regel nur noch bei der sekundären posttraumatischen Osteomyelitis beobachtet wird [12, 33, 34, 42]. Hier ist im akuten Stadium der lokale Infektionsherd im minderdurchbluteten Gewebe Ursache der akuten Entzündung, die auf den Knochen übergeht [19].

Offene Frakturen unterliegen dabei einer deutlich höheren Infektionsgefährdung als geschlossene [5].

Im wesentlichen kommt es zum Befall der unteren Extremität und hier wiederum ist der Unterschenkel am häufigsten betroffen (Abb. 3).

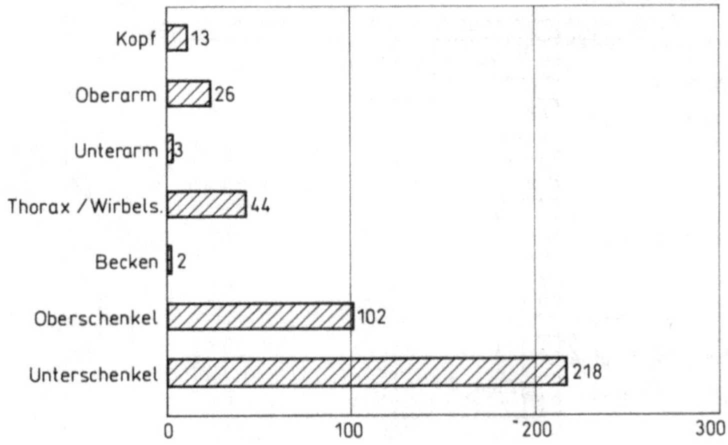

Abb. 3 Lokalisation der Knocheninfektion.

Neben der schlechten Weichteilsituation ist hierfür auch die Abnahme der Durchblutung von proximal nach distal verantwortlich zu machen [30]. Am unbelebten Gewebe können Abwehrvorgänge des Organismus nicht in idealer Weise vonstatten gehen, wobei gleichzeitig die Ernährungsbedingungen für pathogene Keime nicht wesentlich gestört werden. Instabilität fördert dabei die klinische Manifestation [19]. Neben diesen Grundvoraussetzungen werden weitere immunsuppressive Faktoren diskutiert, die Ansatzpunkte für neue adjuvante Therapiekonzepte sind [24, 25].

Aber nicht nur diese von der Natur vorgegebenen Bedingungen begünstigen eine Infektion. Bereits die Erstversorgung durch mehr oder minder qualifiziertes Personal soll für die Infektionsrate bei offenen Frakturen verantwortlich sein [36]. Diese Kette der Verantwortlichkeit läßt sich bis hin zum richtigen Op.-Material verfolgen.

Schonende Operationstechnik, richtige Implantatwahl, kurze Op.-Zeiten, letztlich ein gut ausgebildetes traumatologisches Team sind wesentliche Voraussetzung für die Verhinderung der posttraumatischen Osteomyelitis, die trotz aller Sorgfalt nicht immer zu vermeiden ist.

Auch die perioperative Antibiotikagabe vermag dies nicht. Sie sollte jedoch bei Frakturen mit Weichteilschädigung immer eingesetzt werden. Hierbei sind das Erregerspektrum und die erzielbaren Gewebekonzentrationen zu berücksichtigen (siehe auch Beiträge von Just und Breithaupt) [31].

In der Mehrzahl der Fälle handelt es sich um Staphylokokkeninfekte, wobei gramnegative Keime in Mischkulturen als auch bei Erregerwechsel Bedeutung bekommen [16, 22, 26] (Abb. 4).

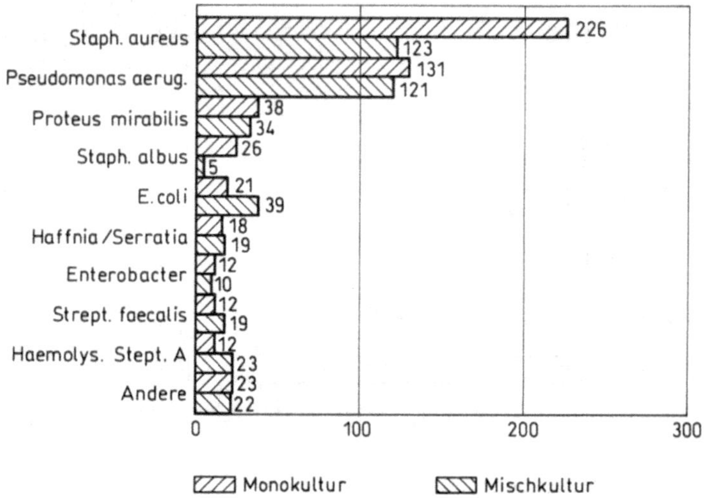

Abb. 4 Erregerdiagnostik bei der chronischen Osteomyelitis.

Wie bei der akuten hämatogenen Osteomyelitis ist es wesentliche Aufgabe des gut ausgebildeten Chirurgen eine akute Infektion frühzeitig zu erkennen und richtig zu therapieren.

Diagnostik

Die akut posttraumatische Osteomyelitis zeigt i. d. R. alle Zeichen einer akuten Entzündung wie Schwellung, Rötung, Schmerzen und Temperaturerhöhung (Abb. 5). Laborchemisch fallen eine BSG-Erhöhung sowie Leukozytenvermehrung auf. Zwar können diese Zeichen post Op. Ausdruck der Wundheilung sein, sollten sich jedoch ab dem 3. post-Op.-Tag normalisieren [46].

- Schmerzen
- Schwellung
- Temperaturerhöhung
- Rötung
- Funktionseinschränkung
- Fistel

- BSG-Erhöhung
- Leukozytose
- CRP-Erhöhung

Abb. 5 Leitsymptome der Osteomyelitis.

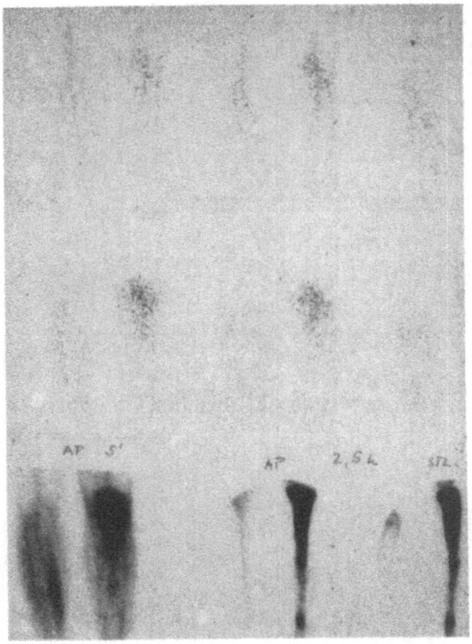

Abb. 6 111 In-Leukozytensequenzszintigraphie bei V. a. akute Osteomyelitis. Mehranreicherung im Tibiakopfbereich in dem verdächtigen Bezirk als Ausdruck der akuten Infektion.

Die Diagnose wird somit klinisch gestellt. Konventionelle Röntgenuntersuchungen geben in dieser frühen Phase keinen entscheidenden Hinweis. Computertomographie oder Kernspintomographie können unspezifische Hinweise geben [44], letztlich erfordert der Verdacht die sorgfältige kurzfristige Kontrolle und gegebenenfalls notfallmäßige Revision. In Zweifelsfällen vermag die zeitaufwendige, nicht überall verfügbare 111 In-Leukozyten markierte Szintigraphie die Verdachtsdiagnose bestätigen (Abb. 6) [11, 44, 48]. Eine weitere Verbesserung der Frühdiagnostik könnte auch durch die 99m Tc-HMPAO Leukozytenszintigraphie möglich werden, die sogar vor Ausbruch einer klinischen manifesten Infektion positiv sein kann [47]. Verzögertes oder auch ungenügendes Eingreifen begünstigt die Entwicklung der chronischen posttraumatischen Osteitis. Die medizinische und sozialmedizinische Katastrophe beginnt [20, 23, 29] (Abb. 7).

Leitsymptom ist die Fistel (Abb. 8). Hierbei ist die chronisch aggressive Form sowohl klinisch als auch pathomorphologisch Spiegelbild der akuten Osteitis mit starker Sekretion, die ihre Ursache in der Sequestierung von mehr oder weniger großen Knochenbezirken hat. Entzündungszeichen mit allgemeiner Beeinträchtigung gehen dem Fistelgeschehen meist voraus.

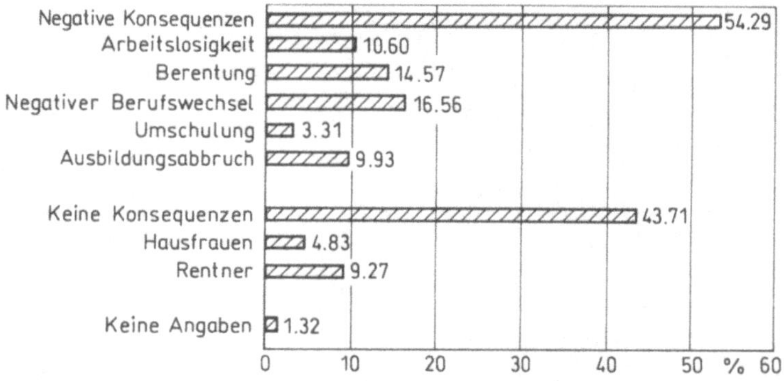

Abb. 7 Berufsentwicklung nach Erkrankung wegen chronischer Osteomyelitis.

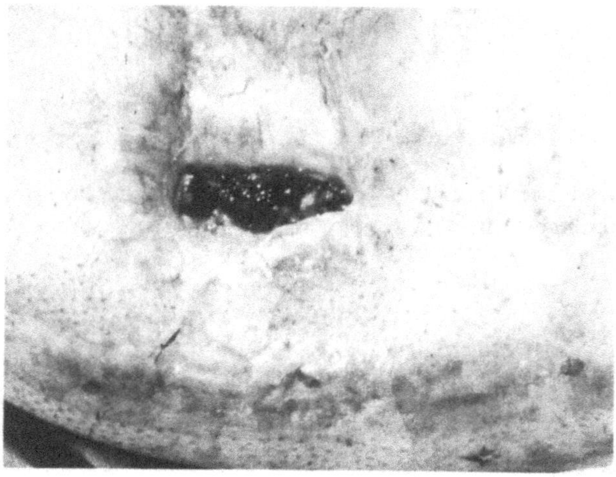

Abb. 8 Fistel bei chronischer Osteomyelitis.

Die blande Verlaufsform zeichnet sich dagegen durch eine geringgradige, den Patienten weniger belastende Fistelsekretion aus. Laborchemisch können die unspezifischen Parameter wie C-reaktives-Protein und BSG-Beschleunigung sowie Leukozytenerhöhung hinweisend sein [18, 38].

Radiologisch zeigen sich mehr oder weniger ausgeprägte Knochendestruktionen in Verbindung mit Sklerosierung und periostaler Reaktion. Die direkte oder tomographische Erfassung einer oder mehrerer Sequester gibt sichere Hinweise auf die Ursache des neu aufgetretenen oder chronischen Geschehens, die Fistelfüllung über die Ausdehung (Abb. 9). Fernerhin lassen sich Implantatlockerung, verzögerte Frakturheilung und Pseudoarthrosenentwicklung sicher diagnostizieren.

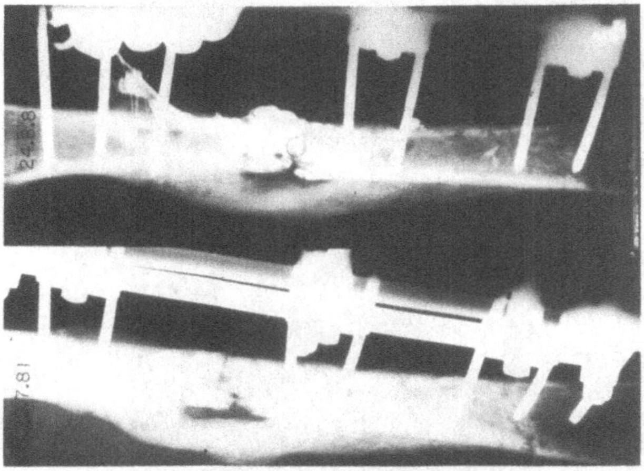

Abb. 9 Röntgenologische Darstellung eines ausgedehnten Fistelsystemes bei chronischer Osteomyelitis nach Plattenosteosynthese am Oberschenkel.

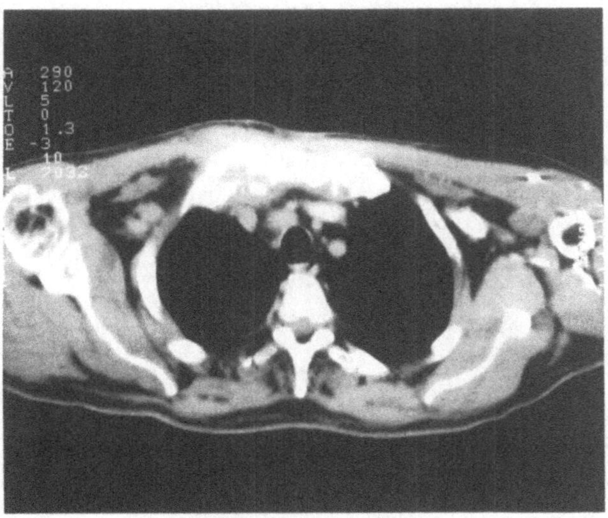

Abb. 10 Computertomographie einer Sternumosteomyelitis mit deutlichen Zeichen der knöchernen Destruktion.

Computertomographie (Abb. 10) und ganz besonders die Kernspintomographie (Abb. 11) ergeben weitere Informationen über das Ausmaß der Knochendestruktion und der Weichteilschädigung. Besonders kleine Bezirke lassen sich damit erfassen. Diese kostenintensiven Untersuchungen sind jedoch nur in Ausnahmesituationen indiziert. Gleiches gilt für die Nuklearmedizinischen Untersu-

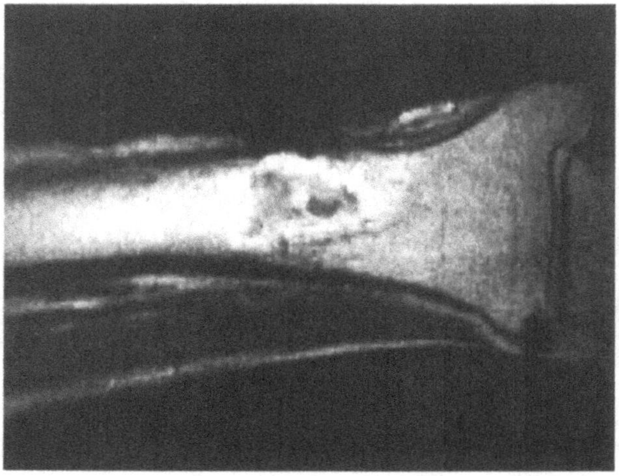

Abb. 11 Kernspintomographie bei chronischer Tibiaosteomyelitis mit Darstellung des osteomyelitischen Herdes.

chungen. Hierbei ist das 111 In-Leukozyten Scan deutlich sensitiver und spezifischer als das Tc. 99 und gallium 67 citrat scan, aber auch wesentlich teurer [11, 32, 44].

In der Regel reichen, wie zuvor bereits erwähnt, die konventionellen radiologischen Untersuchungen aus. Sie sind letztlich Grundlage für alle weiteren therapeutischen Schritte.

Therapie

Hierbei müssen wir zwischen Basismaßnahmen und adjuvanten Therapiekonzepten unterscheiden (Abb. 12).

Grundlage jeder erfolgreichen Osteomyelitistherapie ist die gründliche Sequestrotomie die durch absolute Ruhigstellung, das bedeutet Stabilisierung ergänzt wird.

Hierbei ist es von entscheidender Bedeutung, ob das beim Ersteingriff verwandte Osteosynthesematerial die Ruhe im Infektbereich ermöglicht. Wir haben in unserem Krankengut aus diesem Grund 128mal das Implantat wegen Implantatlockerung gewechselt. Bei 16 Patienten war dies zweimal notwendig und bei 9 Patienten sogar dreimal. In der Regel kam hierbei der Fixateur externe nach Entfernung des Primärimplantats zum Einsatz.

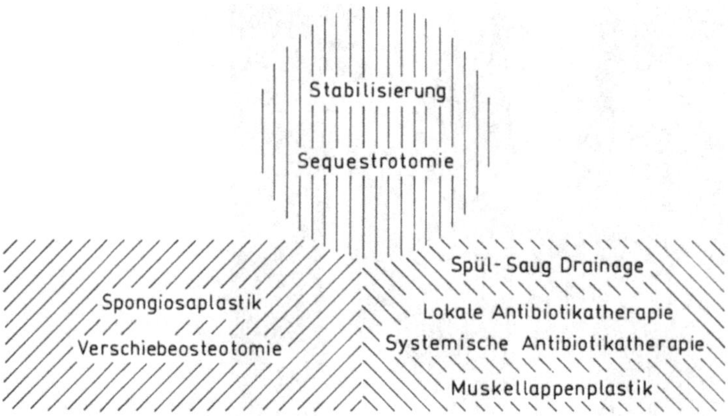

Abb. 12 Therapiekonzepte der chronischen Osteomyelitis; Basistherapie – adjuvante Maßnahmen.

Bei der Sequestrotomie ist darauf zu achten, daß sämtliches nekrotisches Material entfernt wird. Die oftmals dabei entstehenden Defekte bedürfen weiterer therapeutischer Maßnahmen (Abb. 13).

Wegen der höchsten knochenregeneratorischen Potenz hat die autologe Spongiosa- bzw. Kortikospongiosatransplantation höchsten Stellenwert und ist unverzichtbar für die Knochenheilung bei Verlust der Tragfähigkeit des Knochens (siehe auch Beitrag von Hoffmann) [5, 7]. Voraussetzung für den Erfolg der autologen Spongiosatransplantation ist das transplantatstarke infektfreie Lager, welches durch adjuvante Maßnahmen erzielt wird bzw. erreicht werden soll.

Die Spül-Saugdrainage [15, 45], die auf Grund ihrer mechanischen Reinigungswirkung letztlich eine über die Op.-Phase verlängerte Sequestrotomie und Nekrosektomie darstellt, vermag einen floriden Infekt in einen blanden Verlauf überführen, ist aber i. d. R. nicht in der Lage, das Transplantatlager infektfrei zu machen. Im eigenen Krankengut betrug die Rezidivquote bei 78 Einsätzen 82,05% [38]. Turcic konnte an Modellversuchen 1987 zeigen, daß die Spülflüssigkeit die Wände einer osteomyletischen Höhle ungleichmäßig oder überhaupt nicht erreicht [41].

Neben der hohen Rezidivquote war es besonders der hohe pflegerische Aufwand, die Entwicklung von Feuchtkeimen und die lange Liegedauer der Patienten, die zur Entwicklung der PMMA-Gentamycinkugelketten durch Klemm führten und derzeit weltweit erfolgreich eingesetzt werden [27, 28, 40] (siehe Beitrag von Klemm).

Die Nichtresorbierbarkeit der Trägersubstanz war Veranlassung für die Suche nach resorbierbaren Antibiotika- bzw. Antiseptikaträgern, wobei die Antibio-

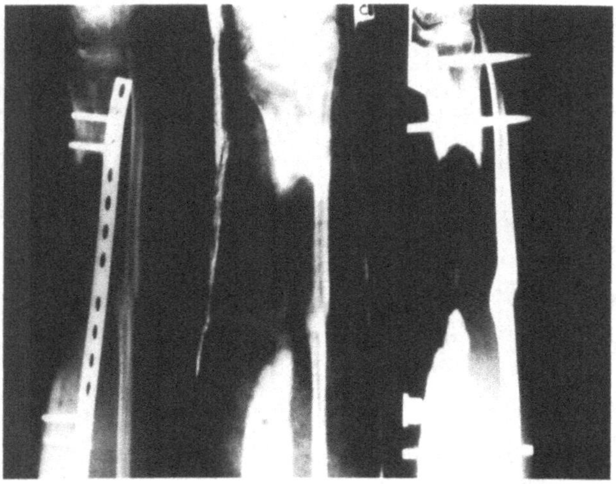

a

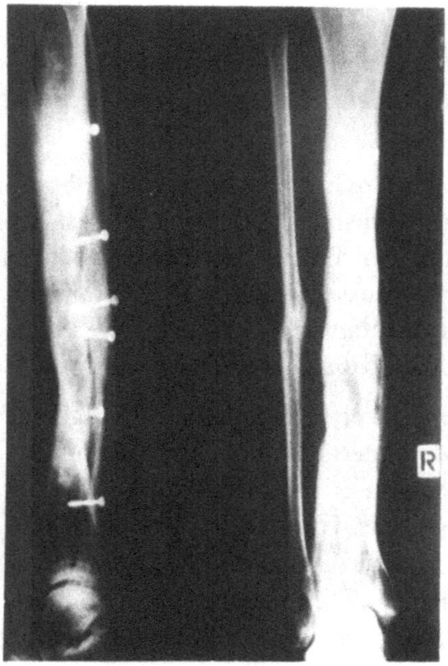

b

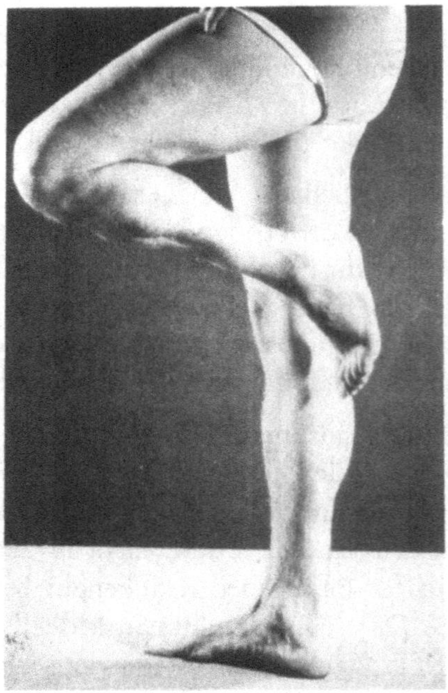

c

Abb. 13 Röntgenologische Verlaufskontrollen nach ausgedehnter Sequestrotomie einer Tibiaschaftosteomyelitis (Patient H. J., 01. 08. 1957)

a) nach ausgedehnter Sequestrotomie

b) Ausheilungsergebnisse nach 3 Jahren nach multiplen kortikospongiösen Span + Rippentransplantationen

c) Funktionsergebnis

tika-Spongisaplastik ein interessanter Gesichtspunkt ist. Langzeitergebnisse fehlen allerdings [8].

Von den resorbierbaren Trägersubstanzen scheint derzeit lediglich Kollagen Bedeutung zu haben [1, 14, 6], wobei Untersuchungen über eine verlängerte Abgabe von Antibiotika sich im Stadium der klinischen Prüfung befinden (siehe Beitrag von Kloß).

Das umständliche Herstellen der Eigenblutantibiotikumplombe hat sicherlich neben der kurzen Bioverfügbarkeit der Antibiotika dazu geführt, daß dieses von Winter entwickelte und von Ecke klinisch bereits eingesetzte Verfahren [3] einer lokalen Antibiotikatherapie keine weitere Verbreitung gefunden hat. Gleiches gilt trotz guter klinischer Ergebnisse für die Fibrinantibiotikumplombe [4]. Es bleibt allerdings offen, inwieweit eine langfristige lokale Antibiotikawirkung nach exakter chirurgischer Sanierung notwendig und sinnvoll ist bzw. die Resistenzentwicklung fördert [17].

Die Angst vor einer Resistenzentwicklung hat u. a. dazu geführt, Antiseptika wie Taurolin und Polyvidonjod lokal an Trägersubstanzen gekoppelt einzusetzen [6, 10]. Inwieweit ein saurer, die Osteoblastentätigkeit reduzierender Effekt die Anwendung von Taurolin einschränkt, kann bei fehlenden experimentellen Untersuchungen nicht beurteilt werden. Allerdings hat die Kombination aus Trikalziumphosphat und Polyvidonjod trotz tierexperimentell beschriebener osteoinduktiver Wirkung auch keine breite klinische Anwendung gefunden.

Eine Renaissance erleben dagegen derzeit zwei klinische Verfahren. Zum einen sind es gestielte muskuläre Lappen, wie sie von Schulten bereits 1897 zur Auffüllung von osteitischen Höhlen benutzt wurden. Sie sind neben den mikrovaskulär gestielten Fernlappenplastiken die zur Zeit gängigsten Verfahren, den Weichteilmantel wiederherzustellen und die Durchblutung für die Spongiosatransplantation zu gewährleisten [13, 37, 39]. Die Verbesserung der Durchblutung führt zu einer höheren Sauerstoffspannung im Gewebe, einem besseren Angebot systemisch verabreichter Antibiotika und günstigeren Voraussetzung für die Wirkung der körpereigenen Abwehr.

Inwieweit alle oben beschriebenen adjuvanten Therapiemaßnahmen, die noch durch intraarterielle kontinuierliche Antibiotikainfusionstherapie mit und ohne modernere Pumpsysteme [35, 43] sowie immunologische Maßnahmen erweitert werden können, durch das von Ilizarov entwickelte Konzept der Verschiebeosteotomie [2, 21] verdrängt werden, wird die Zukunft zeigen (siehe Beitrag von Rehm). An der Basistherapie der ausgedehnten Sequestrotomie und Stabilisierung ändert sich allerdings nichts. Auf der Grundlage dieser Basistherapie wurden an der Justus-Liebig-Universität, Gießen im Zeitraum 1970–1985 393 Patienten behandelt. Die primäre Infektsanierung betrug 78,8%, wobei 35% der

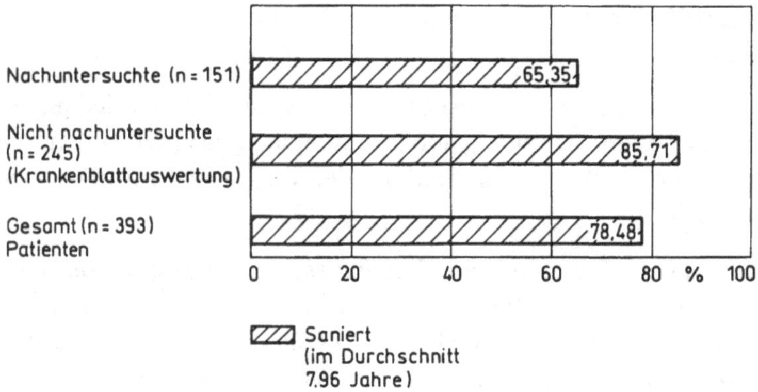

Abb. 14 Behandlungsergebnisse bei chronischer Osteomyelitis der unfallchirurgischen Klinik der Justus-Liebig-Universität Gießen 1970–1985.

151 nachuntersuchten Patienten nach ihrem stationären Aufenthalt immer wieder Infektionszeichen hatten, die einen oder mehrere Eingriffe notwendig machten (Abb. 14).

Literatur

[1] Ascherl, R., A. Stemberger, F. Lechner et al.: Behandlung der chronischen Osteomyelitis mit einem Kollagen-Antibiotika-Verbund – Vorläufige Mitteilungen. Unfallchirurgie *12* (1986) 125–127.

[2] Betz, A., R. Baumgart, L. Schweiberer: Erstes voll implantierbares intramedulläres System zur Callusdistraktion – Marknagel mit programmierbarem Antrieb zur Beinverlängerung und Segmentverschiebung. Chrirug. *61* (1990) 605–609.

[3] Bikfalvi, A., H. Ecke: Die Behandlung der chronischen Osteomyelitis mit der Eigenblut-Antibiotika-Plombe. Bruns. Beitr. klin. Chir. *201* (1960) 190–207.

[4] Braun, H., Güssbacher, H. Wahlig et al.: Der Fibrin-Antibiotikum-Verbund als ergänzende Lokalbehandlung der Osteomyelitis. In: J. Scheele: Fibrinklebung. Springer Verlag, Berlin–Heidelberg–New York–Tokyo 1984.

[5] Burri, C.: Posttraumatische Osteitis. 2. Aufl. Huber Verlag, Bern, Stuttgart, Wien 1979.

[6] Burri, C., G. Lob: Taurolin[R]-Gel in der Osteitis-Behandlung. Akt. Traumatol. *12* (1982) 159–165.

[7] Burri, C.: Knochentransplantation bei der posttraumatischen Osteitis. In: C. Burri, R. Neugebauer: Infektion von Knochen und Gelenken. Hans Huber, Bern–Stuttgart–Toronto 1989.

[8] Dürig, M., R. Braun, P. Linder et al.: Antibiotika-Spongiosaplastik zur Behandlung der posttraumatischen Osteitis. Helv. chir. Acta *53* (1986) 65–68.

[9] Eggers, C., D. Wolter: Autologe Spongiosaplastik in der Behandlung der chronischen Osteomyelitis. Unfallchirurgie *12* (1986) 104 – 106.

[10] Eitenmüller, J., G. Peters, W. Golsang et al.: Resorbierbare Antibioticum / Antisepticum Tricalcium-Phosphat-Keramik zur lokalen Behandlung der Osteomyelitis. Langenbecks Arch. Chir. Suppl. (1983) 133 – 137.

[11] Gentry, L. O.: Osteomyelitis: options for diagnosis and management. Journal of Antimicrobial Chemotherapy *21* (1988) 21, Suppl. C. 115 – 128.

[12] Green, N. E., K. Edwards: Bone and Joint Infections in Children. Orthopedic Clinics of North America *18* (1987) *555 – 575.*

[13] Douglas, P. H.: Vascularized Tissue Transfer. An Adjunct to the Treatment of Osteomyelitis. Orthopaedic Review *18* (1989) *595 – 596*, XVIII.

[14] Hasselbach von C.: Klinik und Pharmakokinetik von Kollagen – Gentamicin als adjuvante Lokaltherapie knöcherner Infektionen. Unfallchirurg *92* (1989) 459 – 470.

[15] Hendrich, V., E. H. Kuner: Die Saug-Spül-Behandlung bei der Behandlung der chronischen Osteomyelitis. Unfallchirurgie *12* (1986) 101 – 103.

[16] Hierholzer, G., R. Kleining, G. Hörster: Pathogenese und Therapie der akuten posttraumatischen Osteomyelitis. Unfallheilkunde *79* (1976) 133 – 141.

[17] Hierholzer, G.: Möglichkeiten der Antibiotikatherapie am Beispiel der Unfallchirurgie. Langenbecks Arch. Chir. *349* (Kongreßbericht 1979) 55 – 58.

[18] Hierholzer, S., G. Hierholzer: Unspezifische und spezifische Infektabwehrmechanismen bei der chronischen posttraumatischen Knocheninfektion. Unfallchirurg *88* (1985) 255 – 262.

[19] Hörster, G.: Ätiologie und Pathophysiologie der posttraumatischen Knocheninfektion. Unfallchirurgie *12* (1986) 93 – 97.

[20] Hoffmann, F., U. Hoffmann, W. Senst: Psychosoziale Probleme bei Patienten mit chronischer Osteomyelitis. Zent.bl. Chir. *116* (1971) 177 – 184.

[21] Ilizavov, G. A., A. G. Kaplunov, L. E. Degtarev et al.: Treatment of pseudarthroses and ununited fractures, complicated by purulent infection, by the method of compression-distraction osteosynthesis. Orthop. Traumatol. Drotez *33* (1972) 10 – 14.

[22] Imhoff, M., W. Cullmann, H. Tassler: Auswirkungen der systemischen Antibiotikatherapie auf Keimspektrum und Resistenzentwicklung bei chronischer Osteomyelitis. Unfallchirurg *91* (1988) 197 – 204.

[23] Jenny, G.: Psychischer Hospitalismus bei Langzeitliegern in einer septischen Abteilung für posttraumatische Osteomyelitis. Plastische Chirurgie *4* (1980) 234 – 238.

[24] Josten, Ch., G. Muhr, Th. Griga: Quantitative immunhistologische Analyse der zellmediierten Immunität im osteomyelitschen Knochengewebe. Unfallchirurg *93* (1990) 426 – 430.

[25] Josten, Ch., Th. Griga, G. Muhr: Immunstimulation mit Ibuprofen bei der chronischen Osteitis. Unfallchirurg *94* (1991) 191 – 193.

[26] Kayser, F. H., M. G. Täuber: Diagnostische und mikrobiologische Aspekte von Skelettinfektionen. Schweiz. Rundschau Med. (Praxis) *76* (1987) 524 – 527.

[27] Klemm, K.: Die Behandlung der chronischen Knocheninfektionen mit Gentamicin-PMMA-Ketten und Kugeln. Unfallchirurgie (Sonderheft) (1986) 20 – 24.

[28] Klemm, K., M. Börner: Behandlung der chronischen Osteomyelitis mit Gentamicin-PMMA-Ketten. Unfallchirurgie *12* (1986) 128 – 131.

[29] Klemm, K.: Soziales Umfeld und Konsequenzen bei Patienten mit posttraumatischer Osteomyelitis. Langenbecks Arch. Chir. *369* (Kongreßbericht 1986) 717–719.

[30] Kunze, K. G.: Die Durchblutung der Knochen. Hefte zur Unfallheilkunde. Springer Verlag, Berlin – Heidelberg – New York – Tokyo 1985.

[31] Le Frock, J., K. V. I. Rolston, A. Molavi: Management of osteomyelitis and soft-tissue infections. Del. Med. Jrl. *56* (1984) 289–296.

[32] Müller-Miny, H., M. Reiser, R. Erlemann et al.: Der Einsatz von Gadolinium-DTPA bei entzündlichen Skeletterkrankungen. Radiol.diagn. *30* (1989) H. 4, 491–495.

[33] Müller, V., E. Smola: Die akute hämatogene Osteomyelitis bei Säuglingen, Kindern und Jugendlichen und ihre Behandlung. Med. Klin. *64* (1969) 2213–2216.

[34] Musil, H. E., W. Deutschmann: Osteomyelitis – Behandlungsziele und Erfolgsaussichten. Zentralblatt für Chirurgie 6, *101* (1976) 330–338.

[35] Perry, C. R., J. K. Ritterbusch, S. H. Rice, et al.: Antibiotics delivered by an implantable drug pump. A new application for treating osteomyelitis. The American Journal of Medicine *80* (1986) 222–227.

[36] Rojczyk, M., H. Tscherne: Bedeutung der präklinischen Versorgung bei offenen Frakturen. Unfallheilkunde *85* (1982) 72.

[37] Schüz, W., H. G. Haas, K. Klemm: Versorgung von Weichteildefekten bei Knocheninfektionen durch freie und gestielte Muskelplastiken. Unfallchirurgie *13* (1987) 163–173.

[38] Seebald, M. M.: Nachuntersuchungen bei Patienten mit chronischer Osteomyelitis. Inaugural Dissertation Gießen 1990.

[39] Siebert, H. R., K. Jäger, U. Steinau: Erfahrungen mit der freien und gestielten Muskelgewebeübertragung bei der Behandlung der chronischen posttraumatischen Osteomyelitis. Unfallchirurgie *12* (1986) 107–109.

[40] Tausch, W.: Die Anwendung von Gentamicinketten bei infizierten Osteosynthesen der langen Röhrenknochen. Zent.bl. Chir. *116* (1991) 171–175.

[41] Turčić, J., J. Hančević: Einige Beobachtungen über Flüssigkeitsbewegungen am Modell der geschlossenen Spüldrainage. Unfallchirurg *90* (1987) 139–143.

[42] Vaughan, P. A., N. M. Newmann, M. A. Rosman: Acute hematogenous osteomyelitis in children. J. Pediatr. Orthop. *7* (1987) 652–655.

[43] Weller, S., F. Schauwecker: Über die intraarterielle Antibiotikatherapie bei der posttraumatischen Osteomyelitis. In: G. Hierholzer, J. Rehm: Die posttraumatische Osteomyelitis. Schattauer Verlag, Stuttgart – New York 1970.

[44] Wheat, J.: Diagnostic strategies in osteomyelitis. The American Journal of Medicine *78* (1985) 218–224.

[45] Willenegger, H., W. Roth: Die antibakterielle Spüldrainage chirurgischer Infektionen. DMW *87* (1962) 1485–1491.

[46] Willenegger , H.: Klinik und Therapie der pyogenen Knocheninfektion. Chirurg *41* (1970) 215–221.

[47] Winker, H., P. Reuland, J. Müller et al.: Die ^{99m}Tc-HMPAO Leukozytenszintigraphie in der Entzündungsdiagnostik am Skelettsystem. Nucl.-Med. *27* (1988) 121–126.

[48] Wukich, D. K., S. H. Abreu, J. J. Callaghan et al.: Diagnosis of infection by preoperative scintigraphy with Indium-labeled white blood cells. The Journal of Bone and Joint Surgery *69* (1987) 1353–1360.

Autologe oder allogene Knochentransplantation?

G. O. Hofmann, H. Hertlein, G. Lob

Zusammenfassung

Die allogene Transplantation von menschlicher Spongiosa oder cortico-spongiösen Spänen war zu keiner Zeit ein unumstrittenes Therapiekonzept. Gewichtige biologische und immunologische Argumente sprechen bei knochen- und gelenksrekonstruktiven Eingriffen für den Einsatz körpereigener, autologer Spongiosa, wann immer dies als technisch machbar erscheint. Alloplastisches Knochenersatzmaterial, synthetisch gefertigt und frei von immunologischen und hygienischen Gefahren steht mehr und mehr zur Verfügung. Welcher Stellenwert kann heute vor diesem Hintergrund der allogenen Transplantation von Knochen eigentlich noch eingeräumt werden? Autologes cortico-spongiöses Material steht nicht unbegrenzt zur Verfügung. Alloplastischer, synthetischer „Kunstknochen" erfüllt bei weitem noch nicht alle Anforderungen, die bezüglich der Größe der zu überbrückenden knöchernen Defekte, sowie der geometrischen und mechanischen Stabilität an diese Materialien gestellt werden. Es bleibt also in vielen Fällen nach wie vor keine Alternative zur allogenen Transplantation von großen, formstabilen cortico-spongiösen Strukturen. Da aber die vitale Indikation zur Transplantation fast immer fehlt, sind vor dem Hintergrund der AIDS-Problematik ein Höchstmaß an hygienischer Sicherheit für den Empfänger allogenen Knochens zu fordern.

Einleitung

Die Knochentransplantation ist heute wesentlicher Bestandteil der operativen Frakturenbehandlung und der rekonstruktiven Knochenchirurgie. Dabei ist im Einzelfall stets eine sorgfältige Abwägung zwischen der Indikation zur körpereigenen, autologen oder zur körperfremden, allogenen Transplantation erforderlich. Mit zunehmender Größe der zu überbrückenden Defekte steigt jedoch die Bedeutung der Transplantation von allogener Spongiosa und von allogenen cortico-spongiösen Spänen.

Grundsätzlich sollte, wann immer möglich, körpereigene, autologe Spongiosa zur Transplantation verwendet werden. In besonderen Fällen bleibt aber gar keine andere Möglichkeit als auf allogene Transplantate zurückzugreifen. Dabei sollte nicht vergessen werden, daß auch die allogene Spongiosa durchaus bedeutsame Vorteile für den Patienten bringt:

1. Allogener Knochen steht unbegrenzt zur Verfügung. Dies ist zwar theoretisch richtig, kann im Einzelfall in der Praxis dennoch mit großen Schwierigkeiten verbunden sein.
2. Die Verwendung allogener Spongiosa ist an keinen zusätzlichen Eingriff gebunden. Komplikationen an der Entnahmestelle autologer, also körpereigener Spongiosa können somit vermieden werden.
3. Autologe Spongiosa soll als biologisch wertvolles, körpereigenes Gewebe schwierigen Sanierungen vorbehalten bleiben. Speziell für die Behandlung großer Defektzustände nach posttraumatischen Osteitiden ist körpereigene Spongiosa sehr wertvoll. Deshalb muß in besonderen Fällen, besonders an polytraumatisierten Patienten mit der autologen Spongiosa ein sorgfältiger Umgang gepflegt werden.

Indikationen und Kontraindikationen

Die verschiedenen Indikationen für eine allogene Knochentransplantation seien im folgenden exemplarisch aufgeführt:

- Osteosynthesen geschlossener Stück-, Trümmer- und Kompressionsfrakturen mit Defekten,
- Fusionsoperationen an der Wirbelsäule,
- Defekte nach Knochentumorresektionen,
- nicht infizierte Pseudarthrosen,
- aseptische Pfannen- und Schaftlockerungen nach totalendoprothetischen Eingriffen,
- Pfannengrunddefekte nach Hüftendoprothesen,
- große juvenile aneurysmatische Knochenzysten,
- abgeheilte Defekte nach posttraumatischer Osteitis,
- Verlängerungsosteotomien und Achsenkorrekturen langer Röhrenknochen.

Gleichzeitig gibt es eine Reihe von klaren Kontraindikationen gegen eine allogene Knochentransplantation:

- Die primäre Versorgung offener Frakturen darf nicht mit allogener Spongiosa durchgeführt werden, da von einer erhöhten Infektionsgefahr auszugehen ist.

- Mit der gleichen Begründung dürfen Frakturen mit schweren Weichgewebsschäden wegen des erhöhten Infektionsrisikos nicht mit der Implantation allogener Spongiosa versorgt werden.
- Der Einsatz von allogener Spongiosa bei der Auffüllung von subchondralen Knochendefekten ist umstritten.
- Die allogene Spongiosaimplantation im Bereich von floriden Infektionen verbietet sich von selbst.

Umstritten ist der Einsatz allogener Spongiosa in der Therapie atropher Pseudarthrosen und bei der Defektauffüllung nach abgelaufener Osteitis. Hierfür sollte nach Möglichkeit immer autologe Spongiosa verwendet werden.

Biologische Aspekte der allogenen Knochentransplantation

Die biologische Wertigkeit allogener Knochentransplantate ist von spenderspezifischen (Herkunft des Knochens) und von empfängerspezifischen Faktoren (z. B. Transplantatlager) abhängig und wird nach wie vor höchst kontrovers diskutiert. Grundsätzlich ergeben sich für das zu transplantierende Knochenmaterial verschiedene Herkunftsmöglichkeiten:

1. Resezierte Hüftköpfe nach endoprothetischem Hüftgelenksersatz fallen meist bei der Operation älterer Patienten an. Dieser Knochen ist wegen der bereits vorbestehenden Osteoporose und der fettigen Degeneration der Spongiosa als biologisch eher ungünstig zu bewerten. Außerdem besteht bei diesem Kollektiv an älteren Spendern eine wenngleich geringe, aber nicht auszuschließende Möglichkeit der Transplantation eines Malignoms etwa durch einen Hüftkopf aus einer pathologischen Fraktur, die als solche nicht erkannt worden war.

2. Knochen von bereits vor längerer Zeit Verstorbenen scheidet wegen der unzureichenden serologischen Testmöglichkeiten ebenso aus, wie aufgrund fraglicher hygienischer Verhältnisse. Es existieren in der Literatur bislang keine Angaben darüber, wie lange die verschiedenen Kompartimente eines Körpers nach dem Tod als nicht-kontaminiert zu betrachten sind.

3. Knochen aus Amputaten stellt keine biologisch wertvolle Spongiosa zur Verfügung, da elektive Amputationen in der Regel bei schweren Durchblutungsstörungen an der unteren Extremität durchgeführt werden. Aufgrund der lange Zeit vorbestehenden Mangelperfusion steht sicher kein biologisch hochwertiges Knochengewebe zur Verfügung.

4. Die von uns verwendete Spongiosa bzw. die cortico-spongiösen Späne stammen von Verstorbenen, die dem Transplantationszentrum der Chirurgischen Klinik und Poliklinik der Universität München am Klinikum Großhadern als sog. „Multiorganspender“ angeboten wurden. Nach der Entnahme von Nieren,

Pankreas, Leber und Herz kann ohne zusätzliche Inzisionen Spongiosa aus den Wirbelkörpern der Lenden- und der unteren Brustwirbelsäule und cortico-spongiöse Späne aus den Beckenkämmen entnommen werden. Eine Verstümmelung von Verstorbenen, wie oft als Befürchtung formuliert, wird nicht vorgenommen. Die Entnahme von Knochen für unsere Transplantationszwecke verändert das äußere Erscheinungsbild des Toten in keinster Weise.

Aus einer Knochenbank wird kältekonservierte (−80 Grad), nicht frische Spongiosa transplantiert. Ob diese Knochenbankspongiosa biologisch minderwertiger ist als frische Spongiosa ist derzeit experimentell noch nicht entschieden. Die in der Literatur angegebenen Kältebereiche zur Konservierung allogener Spongiosa in einer Knochenbank variieren von −10 Grad bis fast −100 Grad Celsius. In den vergangenen Jahren hat sich aber für die meisten Arbeitsgruppen ein Temperaturbereich zwischen −10 Grad und −80 Grad Celsius als günstig erwiesen. Als gesichert wird angesehen, daß zumindest der „eutektische Punkt" für Knochen bei −28 Grad Celsius unterschritten werden sollte. Unterhalb dieser Temperatur findet keine Autolyse mehr statt. Mit einer Inaktivierung aller vorhandener Enzyme kann aber erst bei Temperaturen um −80 Grad Celsius gerechnet werden. Die Haltbarkeit kältekonservierter Spongiosa wird mit weitgehender Übereinstimmung bei 1 Jahr angegeben.

Immunologische Aspekte der allogenen Knochentransplantation

Durch die Transplantation von tiefgefrorenen, nicht weiter vorbehandelten cortico-spongiösen Fragmenten werden neben hämatopoetischen und stromalen Zellen auch immunkompetente lymphatische Zellen des Spenders übertragen. Es gibt Hinweise darauf, daß durch den langsamen Einfriervorgang der Spongiosa eine weitgehende Zerstörung der thermolabilen T-Antigene stattfindet und damit diese Spongiosa nur noch schwache Immunreaktionen hervorrufen kann. Dennoch können Interaktionen zwischen möglicherweise noch vitalen Spender-Lymphozyten und Antigenstrukturen der Empfängerorgane, sowie zwischen immunkompetenten Empfängerzellen und Zellen des Transplantates nicht mit Sicherheit ausgeschlossen werden. Grundsätzlich besteht bei der allogenen Knochentransplantation wie auch bei der Transplantation von parenchymatösen Organen eine mehr oder weniger stark ausgeprägte Histoinkompatibilität. Als deren Folge kann der übertragene Knochen in gleicher Weise wie allogen transplantierte, parenchymatöse Organe immunologisch abgestoßen werden (HvGR: host-versus-graft-reaction). Durch noch vorhandene Knochenmarkszellen können bei der Transplantation allogener Spongiosa immunkompetente Zellen des Transplantates aber auch gegen Strukturen des Empfängerorganismus immunologisch aktiviert werden (GvRH: graft-versus-host-reaction).

Die Auswirkungen der Übertragung von Knochenzellen differenter Histokompatibilität beim Menschen sind bislang unbekannt und Gegenstand intensiver experimenteller wie klinischer Forschungsbemühungen. Gesichert ist die Notwendigkeit der Vermeidung einer Übertragung von Rh-positivem Gewebe auf Rh-negative Patientinnen im gebährfähigen Alter auch im Falle der Spongiosa. Die Bedeutung des AB0-Blutgruppensystems für die allogene Knochentransplantation ist noch nicht abgeschließend geklärt. Anzustreben ist sicherlich auch bei der Knochentransplantation eine möglichst optimale Übereinstimmung im Haupt-Histokompatibilitätskomplex (MHC) zwischen Spender und Empfänger, also ein möglichst geringes „miss-match". Dies setzt zum einen voraus, daß die logistische Möglichkeit zur HLA-Typisierung für den Knochenbankbetreiber besteht, ebenso wie die Möglichkeit zur Bestimmung präformierter Antikörper und zur Durchführung einer MLC (mixed lymphocyte culture) vor einer geplanten allogenen Transplantation. Darüber hinaus muß die Größe der Knochenbank so dimensioniert und die Beschaffungslogistik so etabliert sein, daß ausreichend viel HLA-verschiedenes Material zur Verfügung steht, um eine weitgehend optimale HLA-Übereinstimmung zwischen Empfänger und Spender zu gewährleisten. Aus dem Gesagten ergibt sich unserer Ansicht nach die zwangsläufige Notwendigkeit zur logistischen Ankopplung einer „transplantierenden unfallchirurgischen Einheit" an ein Transplantationszentrum.

Hygienische Aspekte der allogenen Knochentransplantation

Durch die Transplantation von allogenem cortico-spongiösen Material ist, in gleicher Weise wie bei der allogenen Transplantation von parenchymatösen Organen oder der Transfusion von Blut oder Blutbestandteilen, eine Übertragung von Infektionskrankheiten denkbar. Dies ist vor allem vor dem Hintergrund der AIDS-Problematik derzeit von immenser Bedeutung. In der Literatur häufen sich die Meldungen über HIV-Serokonversionen und AIDS- bzw. ARC-Erkrankungen bei Empfängern nach Organ-, Gewebe- und Blutübertragungen. Bei allen organisatorischen und logistischen Maßnahmen zur Risikobegrenzung für einen Transplantatempfänger bleibt die oft sehr lange Inkubationszeit (bis zu 7 Jahren) zwischen HIV-Infektion bzw. -kontamination und Nachweis einer Serokonversion beim Spender das zentrale Problem. Somit können die Betreiber von Knochenbanken, die ausschließlich resezierte Hüftköpfe nach endoprothetischen Eingriffen als mögliche Transplantate einlagern und darauf hinweisen, daß der Knochenspender kontinuierlich serologisch weiterverfolgt werden kann, ihren Transplantatempfängern auch keine höhere Sicherheit vor einer HIV-Übertragung anbieten. Trotz verschiedener, sich ergänzender Testverfahren zum Ausschluß einer HIV-Seropositivität eines potentiellen Spenders sind bereits mehrere Fälle von Übertragungen einer HIV-Infektion durch die Transplantation allogener Gewebe dokumentiert. Vor dem Hintergrund dieses nicht mit völliger Sicherheit möglichen HIV-Ausschlusses eines potentiellen Spenders haben wir deshalb zusätzliche Ausschlußkriterien für die Spender allogener Knochentransplantate eingeführt. Eine prämortale Transfusion von Blut, Erythrozytenkonzentraten oder anderen Blutbestandteilen darf nicht stattgefunden haben, weil die Gefahr der Übertragung einer Transfusionsinfektion besteht (z. B. hämophiler Spender). Außerdem besteht die Gefahr eines negativen Serum-Testes bei einem Spender nach einer massiven Infusions- und Transfusionsverdünnung (z. B. polytraumatisierter Spender). Das „Münchner Modell" der allogenen Knochentransplantation weist darüber hinaus eine weitere Besonderheit auf. Wir verwenden bislang ausschließlich Knochenmaterial von sog. „Multiorganspendern", d. h. parenchymatöse Organe des betreffenden Knochenspenders (2 Nieren, Pankreas, Leber, Herz) werden ebenfalls transplantiert. Somit stehen uns zur serologischen Verlaufskontrolle bis zu 4 Patienten nach Organtransplantation zur Verfügung. Diese Patienten müssen immunsupprimiert werden. Einige von diesen benötigen darüber hinaus eine spezifische Anti-Abstoßungsbehandlung. Der zum Zeitpunkt der Explantation des Multiorganspenders ebenfalls entnommene Knochen wird für mindestens 6 Monate in der Knochenbank gelagert und nicht transplantiert. Sollte tatsächlich beim Spender eine sehr unwahrscheinliche, falsch-negative HIV-Testung dazu geführt haben, daß die parenchymatösen Organe freigegeben und unter vitaler Indikation transplantiert wurden, müßte sich bei den immunsupprimierten, abwehrgeschwächten Organempfängern binnen kürzester Zeit die schicksalhafte HIV-Serokonversion nachweisen lassen. Dieses seit 1986 an unserer Klinik praktizierte Vorgehen gewährt den Empfängern von allogenem Knochenmaterial eine zusätzliche Sicherheitsdimension. Nichtsdestoweniger muß betont werden, daß es eine 100%ige Sicherheit gegen eine HIV-Übertragung durch Transplantation bislang nicht gibt.

Technische Aspekte der allogenen Knochentransplantation

Als eigentliche Knochenbank verwenden wir eine Tiefkühltruhe mit 300 l Inhalt. Eine Truhe ist einem Gefrierschrank vorzuziehen, weil es bei einem Schrank während des Öffnens zu größeren Wärmeverlusten kommt. Eine ausreichende Größe der Truhe ist deshalb empfehlenswert, damit eine gefahrlose Lagerung und Trennung von freigegebenem und nicht freigegebenem Material gewährleistet werden kann. Der Standort einer Knochenbank für Transplantationszwecke muß im aseptischen OP-Bereich sein. Eine akustische und optische Störfallanzeige muß einen Ausfall des Kühlsystems mit absoluter Sicherheit melden. Ein Notkühlsystem über Notstromaggregat oder ein Gaskühlsystem muß eine Aufrechterhaltung der erforderlichen Minimaltemperatur über 60 Stunden gewährleisten. Der Schalt- und Regelbereich der Kühltruhe muß absperrbar und unzugänglich sein.

Tauglichkeitskriterien für Spongiosaspender

Die allogene Transplantation von Spongiosa oder von cortico-spongiösen Spänen erfolgt fast immer ohne vitale Indikation. Damit ergeben sich zusätzliche, verschärfte Sicherheitsanforderungen bei der Auswahl potentieller Knochenspender. Die im folgenden aufgeführten Tauglichkeitskriterien für einen Knochenspender stellen ein unserer Ansicht nach erforderliches Minimalprogramm dar, das auf keinen Fall reduziert werden sollte:

- kein HIV 1 oder HIV 2-Antigennachweis,
- keine Virushepatitis,
- negativer Nelson-Test,
- leere Abstrichbakteriologie,
- unauffällige Knochenhistologie,
- keine längere assistierte Beatmung des Spenders (max. 72 h),
- sterile Urin- und Blutkultur,
- keine Infektionsanamnese,
- keine Malignomanamnese,
- keine Drogenanamnese,
- keine länger dauernde Cortison-Behandlung,
- keine Rheumaerkrankung.

Juristische Aspekte der allogenen Knochentransplantation

In jedem Fall muß ein Patient präoperativ über die Möglichkeit einer allogenen Knochentransplantation aus der Knochenbank aufgeklärt werden. Es ist in diesem Sinne eine erweiterte Operationseinwilligung auch speziell hinsichtlich einer möglichen infektiösen Komplikation einzuholen.

Weiterführende Literatur

Buck, B. E., T. I. Malinin, M. D. Brown: Bone Transplantation and human immunodeficiency virus. Clin. Orthop. *240* (1989) 129–136.

Bundesgesundheitsamt und Wissenschaftlicher Beirat der Bundesärztekammer: Richtlinien zum Führen einer Knochenbank. Dt. Ärztebl. *87* (1990) 41–44.

Burchard, H.: The biology of bone graft repair. Clin. Orthop. *174* (1983) 28–42.

Caffiniere, J. Y. de la, E. Martin, R. Humbel et al.: Role de l'epaisseur des greffons dans l'autotransplantation osteocartilagineuse du genou le lapin. International Orthopaedics *6* (1982) 15–25.

Costagliola, D., J. Y. Mary, N. Brouard et al.: Incubation time for AIDS from French transfusion-associated cases. Nature *338* (1989) 768–769.

Doppelt, S. H., W. W. Tomford, A. D. Lucas et al.: Operational and financial aspects of a hospital bone bank. J. Bone Jt. Surg. *63* A (1981) 1472–1481.

Friedlaender, G. E.: Current concepts review bone-banking. J. Bone Jt. Surg. *64* A (1982) 307–311.

Hackenbroch, M. H., H. J. Refior, C. J. Wirth (Hrsg.): Knorpel-Knochentransplantation. Thieme, Stuttgart, New York 1988.

Hofmann, G. O., T. Mittlmeier, G. Lob: Logistik und Management einer Knochenbank im Verbund mit einem Transplantationszentrum. Tagungsband, 26. Jahrestagung der Deutschen Gesellschaft für Plastische und Wiederherstellungschirurgie. Springer, Berlin, Heidelberg, New York, London, Paris, Tokio 1988 (im Druck).

Hofmann, G. O., G. Lob, T. Mittlmeier et al.: Transplantation allogener cortico-spongiöser Späne in der Tumorchirurgie des Skeletts. Tagungsband, 26. Jahrestagung der Deutschen Gesellschaft für Plastische und Wiederherstellungschirurgie, Springer, Berlin, Heidelberg, New York, London, Paris, Tokio 1988 (im Druck).

Hofmann, G. O., G. Lob: Allogene Knochentransplantation. Tagungsband, 3. Kölner Unfallsymposium. Springer, Berlin, Heidelberg, New York, London, Paris, Tokio 1989 (im Druck).

Kuner, E. K., H. Keller: Knochenbank. Orthopädie *15* (1986) 16–21.

Pelker, R. R., G. E. Friedlaender, T. C. Markham: Biomechanical properties of bone allografts. Clin. Orthop. *174* (1983) 54–57.

Schaefer, U. W., D. W. Beelen, J. Neuser: Knochenmarktransplantation. Karger, Basel, München, Paris, London, New York 1989.

Tomford, W. W., S. H. Doppelt, H. J. Mankin et al.: Bone Bank Procedures. Clin. Orthop. *174* (1983) 15–21.

Ward, J. W., T. J. Bush, H. A. Perkins et al.: The natural history of transfusion-associated infection with human immunodeficiency virus. New Engl. J. Med. *321* (1989) 947–952.

Anmerkung:

Das Projekt „Allogene Knochentransplantation beim Menschen" wird an der Chirurgischen Klinik und Poliklinik der Ludwig-Maximilians-Universität München am Klinikum Großhadern durch den VERBAND DEUTSCHER LEBENSVERSICHERER (DR. KARL-WILDER-STIFTUNG) und durch die EUROTRANSPLANT FOUNDATION gefördert.

Knochenersatz durch Segmentverschiebung

K. E. Rehm

Die Wiederherstellungschirurgie bei Gliedmaßenverletzungen hat in dem vergangenen Jahrzehnt erhebliche Fortschritte erzielt durch ein verändertes Management bei der Weichteilbehandlung bei drohenden und manifesten Infektionen. Der radikalen Exzision des devitalen Gewebes konnte selbstverständlich erst das Wort geredet werden, nachdem erfolgreiche Verfahren zur plastischen Weichteilrekonstruktion zur Verfügung standen, die in der Lage waren, dieses Loch wieder zu verschließen. Ein vergleichbares Konzept für den Knochen scheiterte an der Langwierigkeit von konventionellen Knochenaufbaumaßnahmen, die dann doch noch einen Skelettabschnitt minderer mechanischer Qualität zurückließen mit unstrukturiertem, sprödem Narbenknochen. Das zum Ersatz langstreckiger Defekte an Röhrenknochen erforderliche autologe Material ist begrenzt verfügbar, die Indikationen für allogenen Knochen werden durch die nicht auszuschließende HIV-Infektion eng begrenzt. Die Technik der Kallusdistraktion und Segmentverschiebung ist dagegen in der Lage, Röhrenknochen ohne zusätzliches Transplantat zu bilden. Dieser Vorgang ist so verläßlich, daß nun auch ein aktiveres Konzept dem devitalen Knochen gegenüber realisierbar wird.

Kallusdistraktion und Segmentverschiebung

Die *Kallusdistraktion* ist ein seit wenigen Jahren breit akzeptiertes Instrument der Verlängerung von Röhrenknochen [1, 8] zusammen mit den bedeckenden Weichteilen. Auch wenn die Ursprünge dieser Methode bis auf den Beginn unseres Jahrhunderts zurückgehen und mit den Namen der Chirurgen Codivilla, Bier und Putti verbunden sind [2, 4, 6], so ist doch ihre weltweite Verbreitung das unbestreitbare Verdienst des Russen Ilisarov [5] aus Kurgan.

Verschiebt man ein durch Osteotomie mobil gemachtes Segment eines Röhrenknochens innerhalb der Extremität und nutzt die Kallusdistraktion an der Osteotomie, um den Abschnitt des Röhrenknochens in einen Defekt hineinzuziehen, wobei das wandernde Segment seine Gefäßversorgung mit sich zieht und Knochen wie ein Raketenschweif folgt, so spricht von von *Segmentverschiebung*. Diese kann an einer Stelle oder mit zwei aufeinander zugehenden Teilen (unifokal und bifokal) durchgeführt werden. Simultan zur reinen Korrektur ad longitudinem ist eine Achsenkorrektur durch kontinuierliche Winkeländerung möglich. Im Gegenteil zu alteingeführten Techniken der Umstellungsosteotomie, wo in einer Maßnahme die endgültige Korrektur ausgeführt wird, erscheint die kontinuierliche Änderung von höchstens 1 Winkelgrad oder 1 mm pro Tag in mehreren Schritten bis zum angestrebten Ziel viel physiologischer, schonender und sicherer zu sein.

Die Osteotomie

Ilizarov selbst hält die schonende, fast unblutige Osteotomie für wesentlich. Er versucht, mit kleinen Meißeln den Knochen dergestalt zu durchtrennen, daß das Periost weitgehend, die Markraumgefäße im Markzylinder auf jeden Fall erhalten bleiben und nennt dies dann Corticotomie. Experimentelle Untersuchungen von Brutscher [3] konnten nicht beweisen, daß grundlegende Unterschiede zur Osteotomie bestehen, wenn auch die zeitliche Abfolge und die Lokalisierung des Kallus anfänglich variieren. Bei der Corticotomie scheint die Regeneration der Tibia mehr zirkulär zu entstehen, bei der Osteotomie beginnt der Kallus dorsal und medial. Dagegen sind auch Versuche mit Verlängerungen bei liegendem Marknagel durchaus erfolgreich verlaufen, obwohl hier die medullären Gefäße mit Sicherheit zerstört sind.

Das Instrumentarium

Ilizarov hat seine Erfolge ausschließlich mit seinem eigenen System von Ringfixateuren erzielt. In Abhängigkeit der anatomischen Region werden Ringe oder Ringsegmente mit perkutan gebohrten Drähten verbunden. Die Drähte kreuzen sich im Knochen. Außen sind die Ringe mit schwenkbar gelagerten Gewindestangen verbunden. Der Segmenttransport wird durch Drähte mit einer Anschlagkugel bewirkt, mit welchen auch ein Zug zur Seite möglich ist. Die Eingriffe werden zumeist ambulant durchgeführt, die Patienten belasten die Montagen. Es sind viele Mutmaßungen angestellt worden über die Wirkungsweise dieses Systems. Die Stabilität ist anderen Fixateursystemen vergleichbar, wobei durch die Belastung eine dynamische Komponente entsteht, welche offensichtlich einen Umfang erreicht, die der Regeneration des Knochens besonders entgegenkommt.

Bei uns übliche Fixateur-externe-Systeme lassen sich mit geringem Aufwand zur Kallusdistraktion und Segmentverschiebung ergänzen. Brutscher und Rüter [3] haben eine Seilspindel für den AO-Fixateur entwickelt, über welche das Segment mit einem an Lochschrauben befestigten geflochtenen Drahtseil gezogen wird. Die Anpassung an einen Fixateur ist insofern naheliegend, weil er ohnehin zumeist schon montiert ist, bevor die Indikation zur Segmentverschiebung gestellt wird. Andere Arbeitsgruppen bevorzugen unilaterale Fixateure, auch motorisch betriebene Verlängerungsmarknägel mit voll integrierter Mechanik und Elektronik sind in Erprobung.

Indikationen

Kurzstreckige und nicht zirkuläre Defekte an Röhrenknochen der unteren Extremität können mit Spongiosa und kortikospongiösen autologen Transplantaten einer raschen Heilung zugeführt werden. An der oberen sind auch Verkürzungen tolerabel. Mittellange Defekte (bis 4 cm) können mit einem Gewindefixateur behandelt werden, wo das transportierte Segment mit zwei Schanz'schen Schrauben gefaßt und verschoben wird. Dabei muß die Haut immer wieder nachinzidiert werden. Alle größeren Defekte an den langen Röhrenknochen nach Defektfrakturen, tumorbedingten Defekten und infizierten Defektpseudarthrosen eignen sich zum Gebrauch eines geschlossenen Zugsystems. Die Weichteile müssen vorher eventuell durch plastische Deckungen rekonstruiert sein. Eine weichteilentlastende Extremitätenverkürzung kann vorübergehend genutzt werden.

Eigene Erfahrungen

Seit Anfang 1988 wird an der Kölner Klinik die Methode angewandt. 9 Behandlungen wurden abgeschlossen, davon 3 Tumorresektionen, 2 Achs- und Längenkorrekturen, 4 unfallbedingte Defekte, davon wiederum 2 nach Weichteildefekten und Infektion. Ein Patient erlitt eine drittgradig offene Defektfraktur mit Verlust der Kondylen, so daß die Segmentverschiebung gelenküberschreitend als Arthrodese des fehlenden Kniegelenks ausgeführt wurde. Fünfmal wurden autologe Transplantate zur Beschleunigung des Verlaufs gebraucht, davon 2 Rippentransplantationen, 2 Beckenkammspäne und eine ortsständige Verlagerung (Juvara-Plastik). In allen Fällen wurde eine tägliche Korrektur von maximal 1 mm oder 1 Grad vorgenommen. Vorübergehend wurde auch bei einem Kind versucht, dieses Tempo zu erhöhen, dann resultierte in dem gezo-

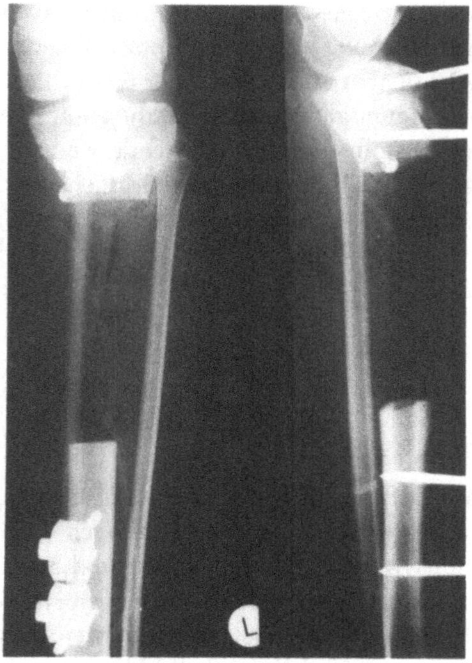

Abb. 1 Röntgenaufnahme des linken Unterschenkels eines 12jährigen Mädchens mit einem periostalen Osteosarkom der Tibia. Vorhergegangen war eine Knochen P.E. Nach Exzision der ersten Narbe Resektion des in den Markraum eingebrochenen Tumors mit 4 cm Sicherheitsabstand, insgesamt 12 cm Resektionslänge. Bis zur definitiven histologischen Aufarbeitung des Materials wurde ein Fixateur extern montiert. Das mediale Seitenband ist wegen der Kürze der proximalen Tibia abgetrennt und mit einer Einzelschraube wieder befestigt worden.

genen Abschnitt allerdings ein verminderter Kallus. Die Behandlungsdauer bis zur Erzielung einer voll belastbaren Gliedmaße betrug bis zu 1 Jahr, wogegen Teilbelastung sofort nach Wundheilung erlaubt war. Bei 2 Tumorresektionen wurde während der Segmentverschiebung noch eine zytostatische Behandlung durchgeführt, mit dem Effekt einer deutlich verringerten Knochenbildung. Ein Patient verstarb infolge vor Beginn der Maßnahme nicht bekannter Metastasierung, welche selbstverständlich ein Ausschlußkriterium gewesen wäre. Die Umgebung des Primärtumors war ohne lokales Rezidiv geblieben. Die Tumorpatienten waren jeweils eingebunden in ein interdisziplinäres Therapieschema, die primäre chirurgische Resektion erfolgte mit Sicherheitsabständen nach Empfehlungen der Kollegen aus der Pathologie (vgl. auch Abb. 1–3).

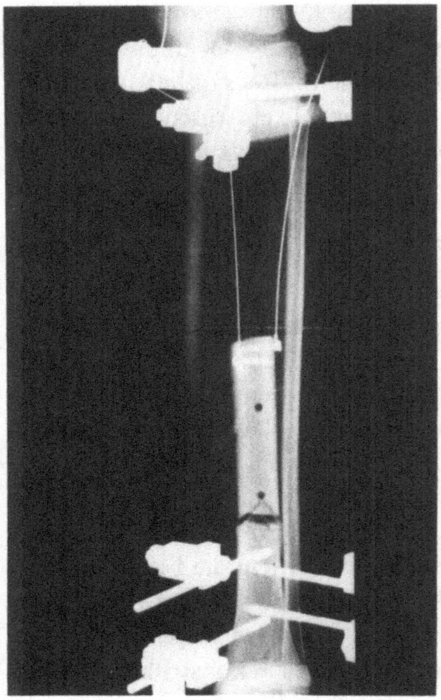

Abb. 2

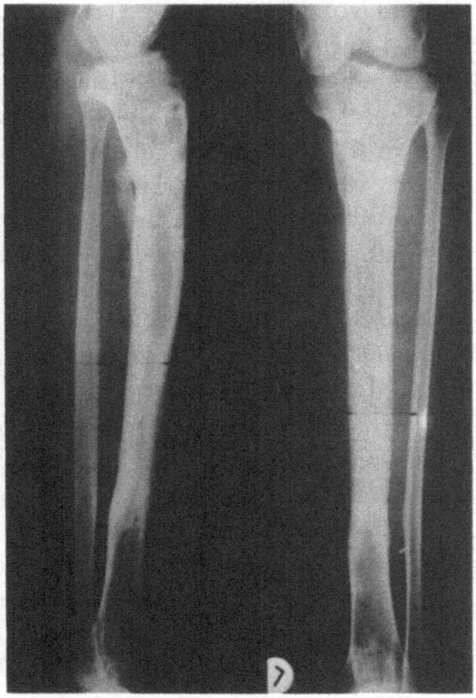

Abb. 3

Abb. 2 Nach 4 Wochen wurde die Corticotomie mit Meißeln ausgeführt und ein 10 cm langes Segment zu Verschiebung gewonnen. Dieses wird an seinem dem Defekt zugewandten Ende mit 2 Schrauben an zwei Drahtseilen befestigt. Nach einer kurzen Ruhephase von 5 Tagen beginnt der Transport über die Spindeln. Der Patient wird eingewiesen in die Technik und Pflege der Instrumentation und kann dann ambulant weiterbetreut werden.

Abb. 3 Das Ergebnis 2 Jahre nach Behandlungsbeginn. Die Fibula ist hypertrophiert. Im unteren Viertel der Tibia ursprünglicher Knochen. Daran schließen ein Viertel mit verengtem Markraum, aber zylindrischem Knochen an. Die Schraubenlöcher zeugen von einer transplantierten Rippe. Das mittlere obere Viertel stellt das verschobene Segment dar. Sein Übergang zum Tibiakopf war mit einer kleinen Kondylenplatte fixiert, die kurz zuvor entfernt wurde. Die Beinlänge ist ausgeglichen, der Gang ohne Hilfsmittel frei.

Diskussion

Obwohl die Regenerationsfähigkeit vitalen Knochens seit Beginn unseres Jahrhunderts gezielt zur Verlängerung von Skelettabschnitten benutzt wurde und Ilizarov seit 40 Jahren dieses Verfahren anpreist, erschien es so unglaublich, daß die Fachwelt erst mit einer geraumen Verzögerung und nach Vorlage einer

Vielzahl von Fällen dieses Verfahren akzeptierte. Die Ergebnisse sind ohne Zweifel auch mit anderen Fixateuren reproduzierbar. Ein scheinbarer Widerspruch besteht primär zu den Lehren von der stabilen Osteosynthese. Auch hier wird inzwischen aber auch eine dynamische Komponente als wesentlich erachtet. Daß ein Röhrenknochen „in status nascendi" zurückversetzt und in die Länge gezogen werden kann, ist ein Vorgang, der faszinierende Möglichkeiten für die rekonstruktive Chirurgie eröffnet. Tajana [7] findet an menschlichen Biopsien während der Distraktion 4 Phasen der Knochenbildung, immer eine direkte ohne knorpeliges Zwischenstadium. Unsere eigenen Beobachtungen zeigten eine erhebliche Hyperämie des Distraktionskallus mit längsverlaufender Ausrichtung faserartigen, bereits verkalkten Knochens nach 6 Wochen. Dieser ist so voluminös, daß eine Wellenplatte nötig ist, will man früh den Fixateur entfernen. In diesen Fällen haben wir eine geringere Dichte der plattennahen Kortikalis gefunden, wohl weil die starre Fixation Mikrobewegungen weniger zuläßt. Der extreme Blutreichtum gibt auch den Ansatz zur Anwendung bei infizierten Pseudarthrosen. Sicher ist ein enormer Behandlungsaufwand nötig, der die Kooperation des Patienten in hohem Maße erfordert. Allein die Erhaltung oder Wiederherstellung der körperlichen Integrität rechtfertigt den Aufwand. Anerkannte onkologische Prinzipien dürfen aber niemals infrage gestellt sein. „Life before limb" ist auch dann noch die Devise, wenn die rekonstruktiven Möglichkeiten erweitert worden sind. Wie in der septischen Knochenchirurgie sollte mit diesem Verfahren eine verbesserte Radikalität zu verwirklichen sein.

Zusammenfassung

Kallusdistraktion und Segmentverschiebung finden erst jüngst Eingang in die wiederherstellende Chirurgie bei Defekten der langen Röhrenknochen. Über die ersten Erfahrungen mit der Methode bei 9 abgeschlossenen Behandlungen liegen hier Erfahrungen vor, die zeigen, daß auch mit modifizierten Fixateur-Systemen reproduzierbare Regenerate von Röhrenknochen ohne oder mit geringen Mengen autologer Transplantate erzielt werden können. Im Zusammenhang mit zytostatischer Behandlung ist die Knochenneubildung erheblich reduziert.

Literatur

[1] Aldegheri, R., L. Renzi-Brivio, S. Agostini: The callotasis method of limb lengthening. Clin. Orthop. *241* (1989) 137–145.

[2] Bier, A.: Über Knochenregeneration, über Pseudarthrosen und über Knochentransplantate. Arch. klin. Chir. *127* (1923) 1–123.

[3] Brutscher, R.: Die Behandlung ausgedehnter Defekte an langen Röhrenknochen durch Segmentverschiebung. Habilitationsschrift, München 1989.
[4] Codivilla, A.: On the means of lengthening the lower limbs, the muscles and tissues which are shortened through deformity. Am. J. Orthop. Surg. 2 (1905) 353–369.
[5] Ilizarov, G. A., A. G. Kaplunov, V. E. Degtarev et al.: Treatment of pseudarthroses and ununited fractures, complicated by purulent infection, by the method of compression – distraction osteosynthesis (russ). Orthop. Travmatol. Protez *33* (1972) 10–14.
[6] Putti, V.: The operative lengthening of femur. J. A. M. A. *17* (1921) (Zitiert nach 3).
[7] Tajana, G. F.: The structure and development of osteogenetic repair tissue according to Ilizarov technique in man. Characterisation of extracellular matrix. Ortopedics *12*, 4 (1989) 515–523.
[8] Wagner, H.: Operative Beinverlängerung. Der Chirurg *42* (1971) 42.
[9] Wittmoser, R.: Diskussionsbeitrag. Langenbecks Arch. Klin. Chir. *246* (1950) 531.

Gentamicin-PMMA-Ketten[1]

K. Klemm, R. Schnettler

Einleitung

Ausgangspunkt für die Entwicklung der Gentamicin-PMMA-Kugeln zur lokalantibiotischen Behandlung der chronischen Osteomyelitis waren Publikationen von Buchholz und Engelbrecht 1970 [1] und Buchholz und Gartmann 1972 [2], die über die Wirksamkeit von antibiotischen Zumischungen zu Knochenzement für die Prophylaxe und Therapie von Infektionen beim endoprothetischen Ersatz des Hüftgelenkes berichteten. Durch Zusatz des Antibiotikums Gentamicin zum Knochenzement Polymethylmethacrylat (PMMA) können am Implantationsort über einen längeren Zeitraum hohe Gentamicin-Konzentrationen weit über den minimalen Hemmkonzentrationen (MHK) der wichtigsten Erreger erreicht werden. Im Jahre 1972 wurde dieser Gentamicin-enthaltende Knochenzement von der Firma E. Merck, Darmstadt, in Zusammenarbeit mit Kulzer & Co. GmbH, Wehrheim, Taunus unter dem Namen Refobacin®-Palacos® eingeführt.

Da die infizierte Totalendoprothese eine Sonderform der chronischen Osteomyelitis darstellt, lag es nahe, diesen Antibiotikum-enthaltenden Knochenzement auch in der Behandlung anderer Formen der chronischen Osteomyelitis einzusetzen.

Sowohl Voorhoeve und Stöhr [6] als auch der Autor begannen 1973 ohne Kenntnis voneinander, osteomyelitische Höhlen nach chirurgischem Debridement vollständig mit einer Gentamicin-PMMA-Massivplombe auszufüllen. Dieses Vorgehen erwies sich jedoch als nicht sehr günstig, da Bakterien außerhalb des direkten Einwirkungsbereiches des aus der Plombe freigesetzten Gentamicins ein osteomyelitsches Rezidiv herbeiführen können, die Infektion sich aber wegen des Verschlusses der osteomyelitischen Höhle durch die Massivplombe eher weiter nach peripher ausbreiten und zu einer zusätzlichen Destruktion am Knochen führen kann. Diese negativen Erfahrungen führten dazu, das Verfahren wieder aufzugeben.

---

[1] Septopal®-Ketten E. Merck, Darmstadt, in Zusammenarbeit mit Kulzer & Co. GmbH Wehrheim/Taunus.

Da jedoch die Wirksamkeit dieser lokalantibiotischen Behandlung durch Freisetzung des Antibiotikums aus dem Kunststoffträger PMMA [8] experimentell und klinisch bewiesen werden konnte, war es sinnvoll, eine andere Applikationsform für den ausschließlich als Trägermaterial dienenden Kunststoff zu wählen. Die vom Autor [3, 4, 5] entwickelten Gentamicin-PMMA-Kugeln erlauben einerseits eine gute Ausfüllung osteomyelitischer Höhlen mit weit besserer Freisetzung des Antibiotikums Gentamicin durch die größere Oberfläche der Kugeln im Vergleich zu einer Massivplombe, andererseits bleibt aber der Sekretabfluß unbehindert, und die Kugeln können viel leichter entfernt werden als ein massiver Block von Knochenzement.

In der klinischen Praxis stellte sich jedoch heraus, daß diese Gentamicin-PMMA-Kugeln durch die Beseitigung der Infektion sehr rasch im Bindegewebe eingescheidet werden, und sich deshalb beim Versuch der operativen Entfernung von solchen Kugeln das Problem ergeben kann, die Kugeln aufzufinden. Aus dieser Erfahrung heraus wurden Gentamicin-PMMA-Ketten entwickelt, bei denen die Kugeln auf einem polyfilen chirurgischen Draht fixiert sind, so daß die Einzelkugeln nicht verloren gehen können. Daraus ergab sich auch eine Änderung des Therapiekonzeptes, denn durch die Drahtfixierung ist es nunmehr möglich, die Kugeln ohne erneuten operativen Eingriff vollständig zu entfernen.

Im Jahr 1976 wurden die Gentamicin-PMMA-Ketten von E. Merck, Darmstadt, in Zusammenarbeit mit Kulzer & Co. GmbH, Wehrheim/Taunus, unter der Handelsbezeichnung Septopal®-Ketten auf dem pharmazeutischen Markt eingeführt.

Gentamicin-PMMA-Ketten und -Miniketten

Die Kugeln der Gentamicin-PMMA-Kette haben einen Durchmesser von 7 mm. Jede einzelne Kugel enthält 7,5 mg Gentamicin-Sulfat (= 4,5 mg Gentamicin-Base) und 20 mg Zirkonium-Dioxyd als Röntgenkontrastmittel. Das Antibiotikum und das Kontrastmittel sind homogen in der Trägersubstanz Polymethylmethacrylat (PMMA) inkorporiert. Die einzelnen Kugeln sind auf einem polyfilen chirurgischen Draht fixiert. Die Gentamicin-PMMA-Ketten stehen in 3 Längen mit 10, 30 oder 60 Kugeln zur Verfügung.

Bei den Gentamicin-PMMA-Miniketten sind ovale Formkörper mit einem Querdurchmesser von 3 mm auf einem polyfilen chirurgischen Draht fixiert. Diese Miniketten stehen in Längen mit 10 oder 20 ovalen Formkörpern zur Verfügung. Hinsichtlich ihrer Wirksamkeit und Handhabung unterscheiden sie sich nicht von den Standardketten. Sie finden immer dann Anwendung, wenn die Standardketten mit einem Kugeldurchmesser von 7 mm nicht so geeignet sind, z. B. in der Handchirurgie und der Kieferchirurgie.

Pharmakokinetik

Umfangreiche pharmakokinetische Untersuchungen von Wahlig et al. [9, 10] haben gezeigt, daß nach Implantation von Gentamicin-PMMA-Ketten unter der Voraussetzung eines primären Wundverschlusses lokale Konzentrationen des Antibiotikums erreicht werden, die weit höher liegen als nach systemischer Anwendung von Gentamicin (Tab. 1). Die minimalen Hemmkonzentrationen (MHK) und minimalen bakteriziden Konzentrationen (MBK) der für Osteomyelitis wichtigsten ätiologischen Erreger werden damit weit überschritten, so daß auch noch solche Bakterien abgetötet werden, die im Routine-Antibiogramm für die systemische Anwendung von Gentamicin bei einer MHK über 4 μg/ml als resistent angesehen werden müssen. Andererseits sind die im Serum und Urin festgestellten Konzentrationen nach lokaler Applikation von Gentamicin-PMMA-Ketten sehr gering und liegen weit unter den Serum- und Urin-Konzentrationen nach systemischer Anwendung von Gentamicin, so daß Befürchtungen hinsichtlich Nephrotoxizität und Ototoxizität des Gentamicins bei Anwendung von Gentamicin-PMMA-Ketten unbegründet sind.

Über die Dauer der Freisetzung von Gentamicin aus den PMMA-Kugeln geben Elutionsversuche von Wahlig und Dingeldein [9] Auskunft. Am 1. Tag werden pro Kugel 400 – 600 μg/ml Gentamicin-Base freigesetzt, am 10. Tag 120 μg/ml

Tabelle 1 Vergleich der Gentamicin-Spiegel nach parenteraler Applikation und nach Implantation von Gentamicin-Kugeln in Knochenhöhlen

	Mittelwerte der Gentamicin-Spitzenkonzentrationen in μg/ml oder μg/g	
	Gentamicin 1 × 80 mg i. m.	Gentamicin-PMMA-Kugeln 80 – 180 Kugeln
Serum	3 – 5	0,5
Urin	80 – 200	7
Wundsekret	0,4	80
Bindegewebe		23 (9 – 34)
Spongiosa	0,6 (<0,25 – 1,9)	4 (0,5 – 36)
Kortikalis	<0,25 (0 – 0,6)	2 (0 – 3,6)

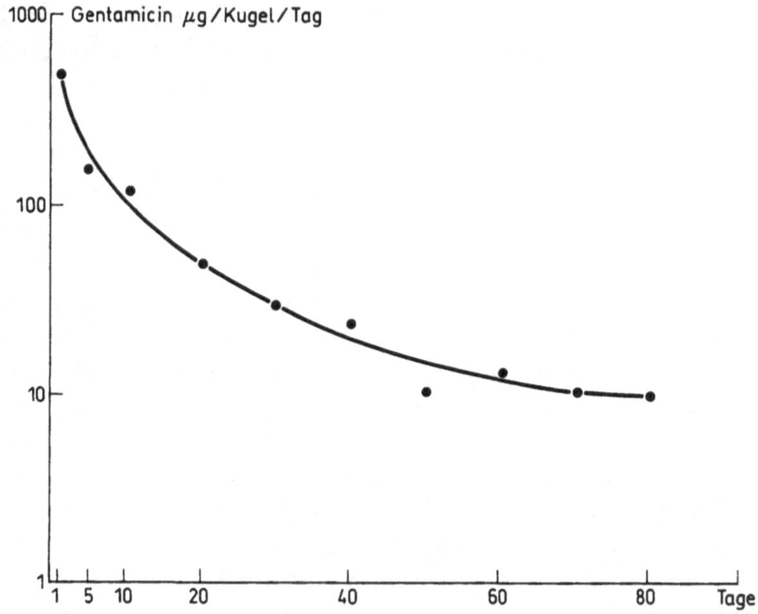

Abb. 1 Freisetzung von Gentamicin aus Gentamicin-PMMA-Kugeln in vitro [9].

und am 20. Tag 50 µg/ml. Selbst am 80. Tag beträgt die Freisetzungsrate noch 10 µg/ml Gentamicin-Base pro Kugel, eine Konzentration noch im therapeutischen Bereich (Abb. 1).

Durch tierexperimentelle Untersuchungen an Hunden konnte gezeigt werden, daß innerhalb von 6 Monaten 70% der ursprünglichen Gentamicin-Menge aus den Kugeln freigesetzt werden.

Klinische Anwendung

Für die klinische Anwendung sowohl der Gentamicin-PMMA-Ketten als auch der Gentamicin-PMMA-Miniketten hat sich folgende Unterscheidung bewährt:

- kurzfristige temporäre Implantation,
- längerfristige temporäre Implantation,
- permanente Implantation.

Grundsätzlich erfordert die Anwendung der Ketten eine Abkehr von der sonst üblichen Regel der septischen Chirurgie, die besagt, daß eiternde Wunden offen behandelt werden und nach Abstoßen von Nekrosen durch Ausbildung von Granulationsgewebe und Epithelisierung von den Wundrändern sekundär verheilen.

Nach Implantation von Gentamicin-PMMA-Ketten werden jedoch nur bei primärem Wundverschluß die angestrebten hohen lokalen Gentamicin-Konzentrationen erreicht. Nach der chirurgischen Revision muß deshalb die Operationswunde über den Gentamicin-PMMA-Ketten, wie bei einem aseptischen operativen Eingriff, vollständig verschlossen werden. Das postoperative Wundhämatom wird nicht über Vakuumflaschen abgesaugt, denn es dient über Diffusion der Freisetzung des Gentamicins aus den Kugeln. Um den spannungslosen Wundverschluß nicht zu gefährden, wird lediglich eine Drainage in die Wundhöhle eingelegt und im Sinne einer Überlauf-Drainage mit einem Sekretbeutel verbunden. Je geringer die Wundsekretion ist, desto höher ist die lokale Wirkstoff-Konzentration. Offene Wundbehandlung oder gar die Kombination von Gentamicin-PMMA-Ketten mit einer Spül-Saug-Drainage sind absolut kontraindiziert.

Erlauben die lokalen Weichteilverhältnisse keinen primären Wundverschluß, dann ist der temporäre provisorische Wundverschluß durch Abdeckung der Gentamicin-PMMA-Ketten mit synthetischem Hautersatz (z. B. Epigard®, Cutinova® plus) eine günstige Alternative. Nach Abheilung der Infektion wird die Kunsthaut zusammen mit der Gentamicin-PMMA-Kette entfernt. Bei dann aseptischen Wundverhältnissen kann der sekundäre Wundverschluß entweder durch Haut-Transplantation oder haut- oder muskellappen-plastische Maßnahmen erreicht werden.

Bei der *kurzfristigen temporären Implantation* wird die Gentamicin-PMMA-Kette nach chirurgischer Revision so in die osteomyelitische Höhle eingelegt, daß sie an dem über das Hautniveau herausragenden Ende ohne erneuten operativen Eingriff wieder entfernt werden kann (Abb. 2 a + b). Die Kette sollte bei der Implantation so angeordnet werden, daß sie leicht herausgezogen werden kann und sich z. B. nicht an einer Knochennase verhakt. Die Kettenentfernung erfolgt innerhalb von 10 Tagen. Um eine Fixierung durch sich ausbildendes Granulationsgewebe zu verhindern, kann bereits einige Tage nach Implantation damit begonnen werden, die Kette durch Anziehen zu lockern.

Bei der *längerfristigen temporären Implantation* wird die Gentamicin-PMMA-Kette vollständig versenkt implantiert und erst im Zusammenhang mit einem notwendigen Zweiteingriff entfernt. Ein typisches Anwendungsbeispiel für die versenkte Implantation einer Gentamicin-PMMA-Kette ist die infizierte Pseudarthrose, bei der nach Abheilung des Infektes und Konsolidierung der Weichteile zur Wiederherstellung knöcherner Kontinuität eine autologe Spongiosaplastik erforderlich wird (Abb. 3 a – d).

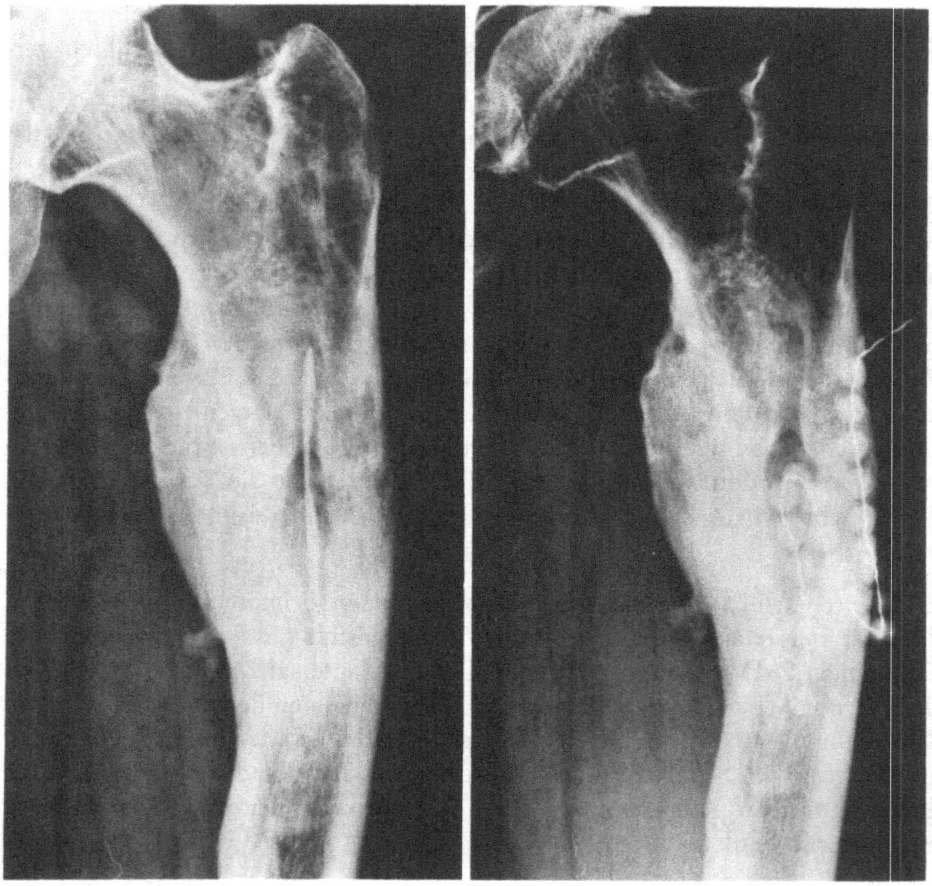

a b

Abb. 2 Sequestrierende Osteomyelitis des Oberschenkelschaftes nach Platten-Osteosynthese eines Oberschenkelbruches.

a) Sequester als Ursache der langjährigen Fisteleiterung

b) Kurzfristige temporäre Implantation einer Gentamicin-PMMA-Kette nach Sequesterentfernung

In Ausnahmefällen hat sich die *permanente Implantation* osteomyelitischer Höhlen mit einer Gentamicin-PMMA-Kette bewährt. Diese Maßnahme ist immer dann angezeigt, wenn es nicht möglich ist, den nach der Revision verbliebenen Hohlraum mit autologer Spongiosa oder einem freien oder gestielten Muskellappen auszufüllen. Ein erheblich sklerosierter Knochen ist auch nicht in der Lage, einen Defekt über Ausbildung von Narbengewebe aufzufüllen. Spätestens nach Ablauf von 6 Monaten wird von einer solchen versenkt implantierten Gentamicin-PMMA-Kette keine antibiotische Aktivität mehr aus-

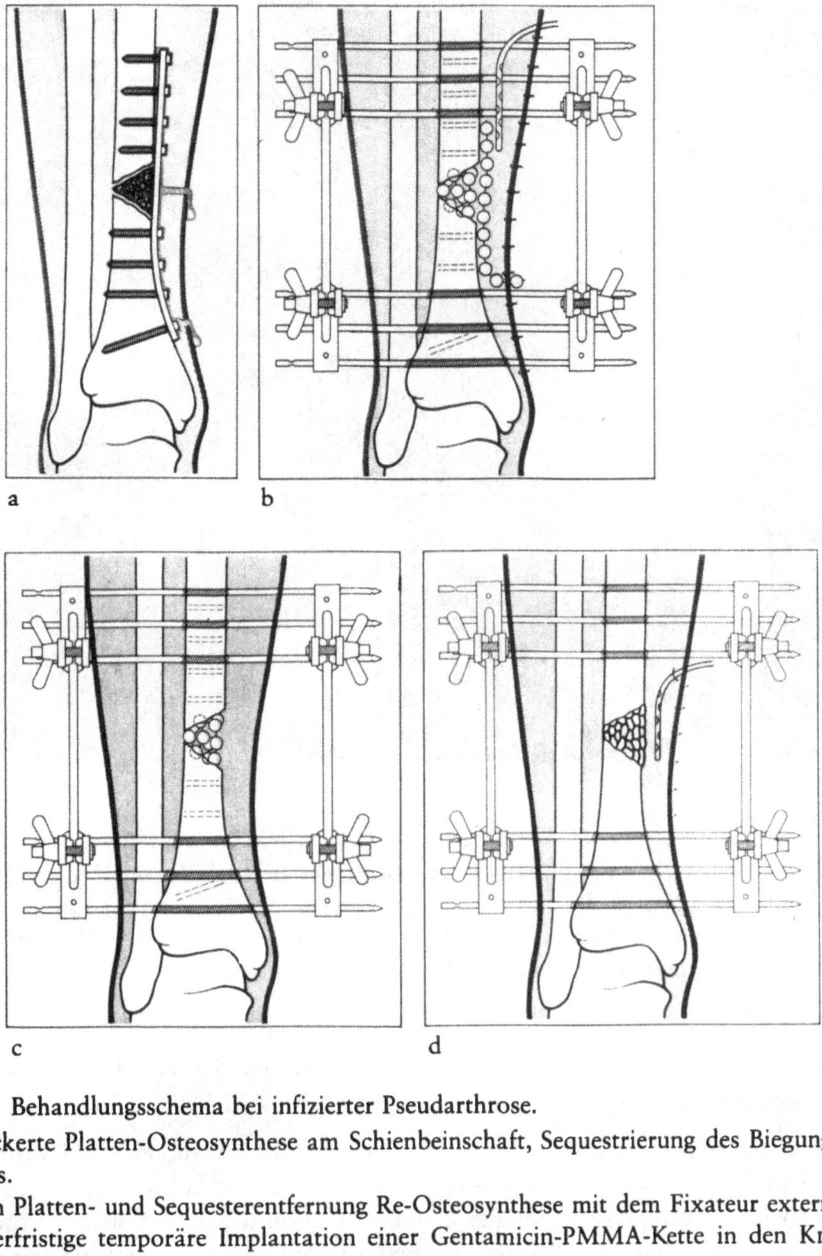

Abb. 3 Behandlungsschema bei infizierter Pseudarthrose.

a) gelockerte Platten-Osteosynthese am Schienbeinschaft, Sequestrierung des Biegungskeiles.

b) Nach Platten- und Sequesterentfernung Re-Osteosynthese mit dem Fixateur externe, längerfristige temporäre Implantation einer Gentamicin-PMMA-Kette in den Knochendefekt, kurzfristige temporäre Implantation einer Gentamicin-PMMA-Kette in das Plattenlager.

c) Zustand nach Entfernung der Gentamicin-PMMA-Kette im Plattenlager innerhalb von 10 Tagen.

d) Nach 4 Wochen Entfernung der Gentamicin-PMMA-Kette aus dem Knochendefekt und Auffüllung mit autologer Spongiosa.

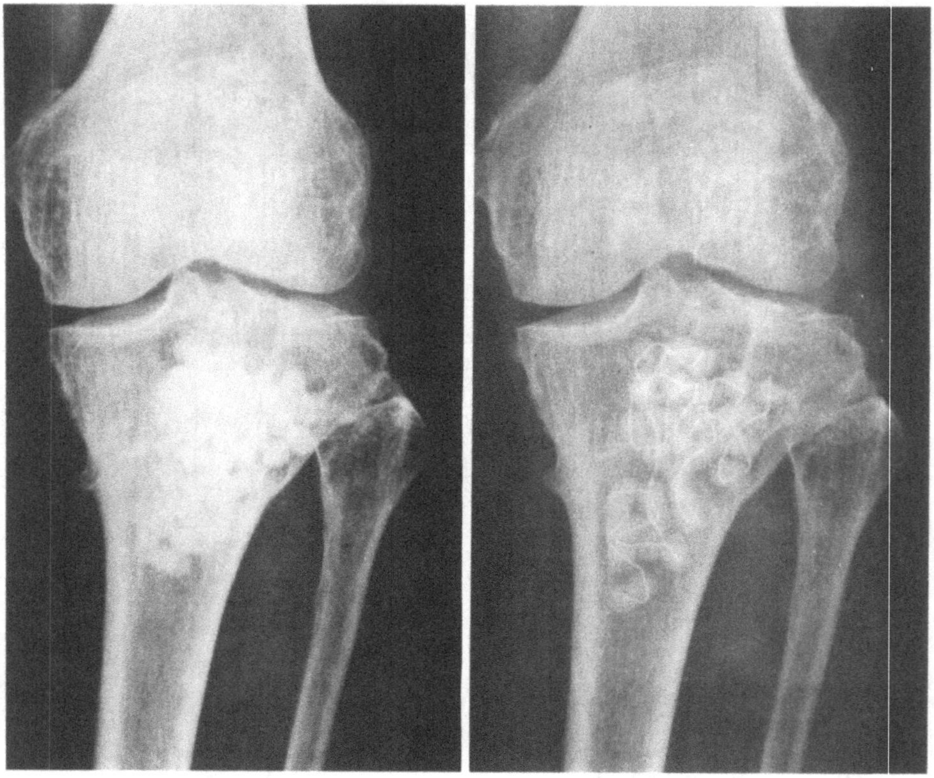

a b

Abb. 4 Permanente Implantation einer Gentamicin-PMMA-Kette.
a) Ausfüllung einer osteomyelitischen Defekthöhle im Schienbeinkopf mit Gentamicin-PMMA-Kugeln.
b) Wegen Rezidiv 8 Jahre später Entfernung der Gentamicin-PMMA-Kugeln und Implantation einer Gentamicin-PMMA-Kette.

gehen. Was verbleibt, ist ein inerter Fremdkörper, der bei Abwesenheit einer bakteriellen Infektion den Hohlraum reaktionslos ausfüllt.

Sollte ein osteomyelitisches Rezidiv Jahre später eintreten, dann müssen die verursachenden Bakterien aus einem Knochenabschnitt außerhalb des ursprünglichen Einwirkungsbereiches des durch Diffusion aus den Kugeln freigesetzten Gentamicins stammen. Kommt es zur Abszeßbildung in unmittelbarer Nähe und bricht das osteomyelitische Rezidiv in Richtung auf die versenkt implantierte, nicht mehr antibiotisch wirksame PMMA-Kette durch, dann muß eine solche Kette entfernt bzw. durch eine neue Gentamicin-PMMA-Kette ersetzt werden, da die Kugeln bei Belassung wie ein Sequester oder jeder andere Fremdkörper die bakterielle Infektion unterhalten würden (Abb. 4a + b).

Klinische Anwendungsbeispiele

Die *Spätinfektion nach Marknagel-Osteosynthese* mit bereits abgeschlossener knöcherner Konsolidierung des Bruches ist eine gute Indikation für die kurzfristige temporäre Anwendung der Gentamicin-PMMA-Kette. Nach Herausziehen des Marknagels wird die infizierte Markhöhle erneut mit dem Markraumbohrer ausgebohrt, da es nur so gelingt, randständige lamelläre Sequester zwischen dem Knochenrohr und dem Marknagel loszulösen und dann herauszuspülen. Das erneute Aufbohren der Markhöhle um 1 – 2 mm stärker als der Durchmesser des entfernten Marknagels ist am ehesten geeignet, ein späteres Rezidiv zu verhüten. Nach Durchführung des Debridements wird eine Gentamicin-PMMA-Kette von geeigneter Länge mit einem speziellen Applikator bis zum tiefsten Punkt der Markhöhle vorgeschoben, so daß über die gesamte Länge des Markkanales die lokalantibiotische Behandlung wirksam wird. Das andere Kettenende wird über das Hautniveau herausgeleitet. Nach Einbringung einer Überlauf-Drainage erfolgt spannungsloser Wundverschluß. Besonders bei dieser Indikation ist es ratsam, schon sehr frühzeitig durch Herausziehen einiger Kettenglieder die Gentamicin-PMMA-Kette zu lockern, um eine Einscheidung der Kugeln durch Granulationsgewebe zu verhindern. Die Gentamicin-PMMA-Kette muß innerhalb von 10 Tagen gezogen werden.

Bei einer *Spätinfektion nach Platten-Osteosynthese* wird in ähnlicher Weise vorgegangen. Die Platte mit den häufig darunter befindlichen kortikalen Sequestern wird entfernt, danach wird die infizierte Höhle ausgiebig durch Spülung gereinigt. In das ehemalige Plattenlager wird eine Gentamicin-PMMA-Kette der Länge nach eingelegt und wiederum mit dem anderen Ende über das Hautniveau herausgeleitet, so daß diese ohne erneuten operativen Eingriff innerhalb von 10 Tagen gezogen werden kann.

Die *Frühinfektion nach Platten-Osteosynthese* ist hingegen ein gutes Beispiel für die längerfristige temporäre Implantation einer Gentamicin-PMMA-Kette. Bei den ersten Anzeichen einer tiefen Infektion nach Osteosynthese muß die Operationswunde im Operationssaal wieder vollständig eröffnet werden. Es erfolgt dann ein sehr sorgfältiges Debridement. Für eine sehr effektive lokalantibiotische Behandlung werden dann ein oder mehrere Gentamicin-PMMA-Ketten auf die Platte implantiert, wo sie bei erfolgreicher Beseitigung der Infektion im Plattenlager bis zur späteren Plattenentfernung belassen werden können. Nach Einlegen einer Überlauf-Drainage erfolgt Wundverschluß in Schichten. Bei dieser Indikation ist es falsch, die Gentamicin-PMMA-Kette nur kurzfristig zu implantieren und bereits innerhalb von 10 Tagen wieder zu entfernen, denn gerade bei dieser Indikation wird der Vorteil einer sehr protrahierten Freisetzung des Gentamicins aus der Gentamicin-PMMA-Kette voll nutzbar.

Bei der *Frühintervention im Bereich einer infizierten Platten-Osteosynthese* mit versenkter Implantation von Gentamicin-PMMA-Ketten werden 2 verschiedene Verlaufsformen beobachtet. Wenn es gelingt, durch die Ketten-Implantation die Infektion vollkommen zu beseitigen, ist mit einer knöchernen Konsolidierung wie bei einer nicht-infizierten Platten-Osteosynthese zu rechnen. Bei devitalen Fragmenten unter der Platte kann hingegen eine vollständige und dauerhafte Beseitigung der Infektion nicht erwartet werden, da Bakterien im Zentrum eines solchen Sequesters früher oder später ein Rezidiv induzieren. Dennoch tritt für die Dauer der lokalantibiotischen Aktivität der versenkt implantierten Gentamicin-PMMA-Kette über einen Zeitraum von 4–6 Monaten keine Fistel auf, jedoch zeigen Röntgenkontrollen als Auswirkung einer noch schwelenden Infektion die Entwicklung eines periostalen Reizkallus, so daß eine für Platten-Osteosynthesen sehr untypische sekundäre Knochenheilung zu beobachten ist und dadurch sehr frühzeitig belastungsstabile knöcherne Konsolidierung eintritt.

Die *infizierte Pseudarthrose* langer Röhrenknochen ist eine weitere sehr gute Indikation für die längerfristige temporäre Implantation einer Gentamicin-PMMA-Kette. Beim ersten operativen Eingriff werden Sequester und die nicht mehr stabilisierenden Implantate entfernt. In den Knochendefekt der infizierten Pseudarthrose wird eine Gentamicin-PMMA-Kette versenkt implantiert, zur Re-Osteosynthese wird ein Fixateur externe montiert. Sobald die Infektion abgeklungen ist und sich die Weichteile konsolidiert haben, wird beim zweiten operativen Eingriff die zuvor implantierte Gentamicin-PMMA-Kette entfernt, danach wird der Knochendefekt mit autologer Spongiosa aufgefüllt (Abb. 3 a–d).

Bei der *infizierten Totalendoprothese* des Hüftgelenkes besteht die Möglichkeit des zweizeitigen Prothesenaustausches oder der Resektionshüfte nach Girdlestone. Grundvoraussetzung für eine dauerhafte Infektsanierung ist die vollständige Entfernung aller Knochenzementanteile bei Prothesen-Explantation. In Vorbereitung für die spätere Reimplantation einer Totalendoprothese nach Ablauf von ca. 4 Wochen werden mehrere Gentamicin-PMMA-Ketten versenkt implantiert und erst beim Zweiteingriff entfernt. Auch bei der Girdlestone-Arthroplastik ist es ratsam, die Gentamicin-PMMA-Ketten versenkt zu implantieren und erst nach einer Einwirkungszeit von etwa 2–3 Wochen in einem kleineren operativen Eingriff zu entfernen.

Ergänzende systemische Antibiotika-Therapie

Bei einem sehr umschriebenen Infektionsherd ohne entzündliche Mitbeteiligung der umgebenden Weichteile genügt die ausschließliche lokale antibiotische Behandlung mit der Gentamicin-PMMA-Kette. Liegt jedoch eine entzündliche

Mitbeteiligung der umgebenden Weichteile vor, dann empfiehlt sich eine ergänzende perioperative Antibiotika-Therapie für die Dauer von höchstens 5 Tagen. Eine perioperative Kurzzeit-Therapie mit einem systemischen Antibiotikum ist auch bei operativen Eingriffen in Bereichen mit einem sehr umfangreichen Weichteilmantel wegen der bakteriellen Kontamination des operativen Zugangsweges zum Knochen zu empfehlen, z. B. bei einer operativen Revision eines osteomyelitischen Herdes im Bereich des Oberschenkels.

Ergebnisse und Diskussion

Auf dem 13. Internationalen Kongreß für Chemotherapie 1983 in Wien [6] wurden eigene Ergebnisse in 451 Fällen von chronischer Osteomyelitis vorgetragen. Bei 405 Fällen von temporärer Implantation von Gentamicin-PMMA-Ketten lag die Rezidiv-Rate bei 9,6% (Tab. 2) und in 46 Fällen von permanenter Implantation von Gentamicin-PMMA-Ketten bei 13,0% (Tab. 3).

Die Leistungsfähigkeit der lokalantibiotischen Behandlung mit Gentamicin-PMMA-Ketten wird durch eine solche statistische Auswertung von Behand-

Tabelle 2 Rezidivrate nach temporärer Implantation von Gentamicin-PMMA-Ketten in osteomyelitische Höhlen (n = 405) (Nachbeobachtungszeit 6–78 Monate)

Ort des behandelten osteomyelitischen Herdes	Zahl der behandelten Patienten	Rezidivrate
Schädeldach	2 = 0,5%	kein Rediziv
Wirbelsäule	5 = 1,2%	kein Rezidiv
Schultergelenk – Oberarm	17 = 4,2%	1/17 = 5,9%
Ellenbogenglenk – Unterarm	15 = 3,7%	1/15 = 6,7%
Hand	9 = 2,2%	kein Rezidiv
Becken-Hüftgelenk	35 = 8,6%	5/35 = 14,3%
Oberschenkel – Kniegelenk	128 = 31,6%	11/128 = 8,6%
Unterschenkel – Knöchelgelenk	184 = 45,4%	20/184 = 10,9%
Fuß	10 = 2,5%	1/10 = 10,0%
	405 = 100,0%	39/405 = 9,6%

Tabelle 3 Rezidivrate nach permanenter Implantation von Gentamicin-PMMA-Ketten in osteomyelitische Höhlen (n = 46) (Nachbeobachtungszeit 6 – 78 Monate)

Ort des behandelten osteomyelitischen Herdes	Zahl der behandelten Patienten	Rezidivrate
Oberschenkel	19 = 41,3%	2/19 = 10,5%
ankylosiertes Kniegelenk	2 = 4,3%	kein Rezidiv
Schienbeinkopf	6 = 13,1%	2/6 = 33,3%
Schienbeinschaft	17 = 37,0%	2/17 = 11,8%
ankylosiertes Knöchelgelenk	2 = 4,3%	kein Rezidiv
	46 = 100,0%	6/46 = 13,0%

lungsergebnissen nur unzureichend dokumentiert, weil bei der Komplexität des Krankheitsbildes der chronischen Osteomyelitis eine Analyse außerordentlich schwierig ist. Aufgrund pathomorphologischer Gegebenheiten ist die chronische Osteomyelitis eine Krankheit auf Lebensdauer, d. h. eine Ausheilung im eigentlichen Sinne ist nicht möglich. Die sehr effektive lokalantibiotische Behandlung mit Gentamicin-PMMA-Ketten nach radikaler chirurgischer Revision hat daran grundsätzlich nichts geändert, auch wenn es Hinweise dafür gibt, daß durch dieses Verfahren die Rezidiv-Rate gesenkt werden kann.

Als Vorteile des Verfahrens sind anzusehen:

1. für den Patienten
   - frühe postoperative Mobilisierung
   - rasche Schmerzfreiheit
   - primäre Wundheilung
   - keine Spül-Saug-Drainage
   - Abkürzung des Krankenhausaufenthaltes
2. für das Krankenhaus
   - Reduzierung des Pflegeaufwandes
   - geringere Ausgaben für Antibiotika
3. für den Kostenträger
   - Kostenreduzierung.

Literatur

[1] Buchholz, H. W., H. Engelbrecht: Über die Depotwirkung einiger Antibiotika bei Vermischung mit dem Kunstharz Palacos. Chirurg *41* (1970) 511 – 515.

[2] Buchholz, H. W., H. D. Gartmann: Infektionsprophylaxe und operative Behandlung der schleichenden tiefen Infektion bei der totalen Endoprothese. Chirurg *43* (1972) 446 – 453.

[3] Klemm, K.: Die Behandlung der posttraumatischen Osteomyelitis mit Antibiotikahaltigen Kunststoffkugeln. Abstracts Symposium Traumatologicum Brno/CSSR 1974.

[4] Klemm, K.: Die Behandlung chronischer Knocheninfektionen mit Gentamicin-PMMA-Ketten und -Kugeln. Unfallchirurgie Sonderheft (1977) 20–25.

[5] Klemm, K.: Gentamicin-PMMA-Kugeln in der Behandlung abszedierender Knochen- und Weichteilinfektionen. Zbl. Chir. *104* (1979) 934–942.

[6] Klemm, K.: Courses of late recurrence of chronic Osteomyelitis following local antibiotic therapy with Gentamicin-PMMA-beads and chains. Proc. 13th Int. Congr. of Chemotherapy, Vienna, *43* (1983) 57–61.

[7] Voorhoeve, A., C. Stöhr: Ergebnisse bei der Behandlung der chronisch-eitrigen Osteomyelitis mit einem Palacos-Gentamicin-Gemisch. Münch. med. Wschr. *115* (1973) 924–930.

[8] Wahlig, H., H. W. Buchholz: Experimentelle und klinische Untersuchungen zur Freisetzung von Gentamicin aus einem Knochenzement. Chirurg *43* (1972) 441–445.

[9] Wahlig, H., E. Dingeldein: Antibiotics and Polymethylmethacrylate – An effective drug delivery system in Orthopaedic surgery. Proc. 13th Int. Congr. of Chemotherapy. Vienna *43* (1983) 1–4.

[10] Wahlig, H., R. Bergmann, E. Dingeldein et al.: Experimentelle Untersuchung mit Gentamicin-PMMA-Kugeln. Unfallchirurgie Sonderheft (1977) 4–7.

Erste klinische Ergebnisse mit einem neuen Gentamicin-Kollagen-Vlies (EMD 53 155)

H.-P. Kloß, K. Burkhard, U. Grüßner

Zusammenfassung

In die erste pharmakokinetische und klinische Studie über ein neu entwickeltes Gentamicin-Kollagen-Vlies (EMD 53 155)[1] wurden bislang 44 Patienten aufgenommen. Zu vorher festgelegten Untersuchungszeitpunkten wurden klinische, laborchemische und bakteriologische Untersuchungen durchgeführt. Von 33 Patienten wurden zusätzlich pharmakokinetische Daten erhoben. Die abschließende Beurteilung ergab eine gute Wirksamkeit und Verträglichkeit dieses neu entwickelten Arzneimittels bei kontaminierten und infizierten Weichteilen und Knochen. Die Ergebnisse werden im folgenden dargestellt. In der Diskussion wird auf die Handhabbarkeit von EMD 53 155 eingegangen; die bisherigen Anwendungsbereiche werden aufgezeigt.

Einleitung

Die lokal hochdosierte Applikation von Antibiotika, überweigend Gentamicin, in Trägermaterialien wird seit 14 Jahren immer breiter eingesetzt [3]. Voraussetzung für die Wirksamkeit ist das konsequente chirurgische Vorgehen nach einem klaren Konzept: Radikales Debridement, Applikation des gentamicinhaltigen Trägermateriales, Einlegen von Überlaufdrainagen und primärer Wundverschluß. Die Überlaufdrainage soll durch Ablauf von Sekret Spannungen im Wundgebiet verhindern und solange wie nötig, aber auch so kurz wie möglich, im Wundgebiet verbleiben, um auf diese Weise die Gefahr der Besiedlung des Drainagesystems durch nosokomiale Keime zu verringern. Eine Überlaufdrainage deshalb, weil Sog das Gentamicin dem Wundgebiet entziehen würde. Unter dem lokalen Gentamicin-Schutz ist ein primärer Wundverschluß über der Drai-

---

[1] EMD 53 155 (Gentamicin-Kollagen-Vlies); E. Merck, Darmstadt.

nage möglich. Die Naht ist praktisch trocken und weniger kontaminationsanfällig.

Gentamicin wird unter verschiedenen Zielvorstellungen lokal appliziert:

- Elimination verbleibender Erreger nach chirurgischer Behandlung infizierten Knochen- und/oder Weichteilgewebes durch hohe lokale Gentamicin-Konzentrationen,
- antibakterieller Schutz von Im- und Transplantaten in kontaminiertem Wundgebiet,
- Möglichkeit geschlossener Wundbehandlung selbst dort, wo ohne Gentamicin-Anwendung die offene Wundbehandlung gefordert ist.

Der Ablauf der Wundheilung wird in drei Phasen aufgeteilt: Die Latenzphase dauert etwa vom 1. bis 3. Tag. Während dieser Zeit werden biochemische und zelluläre Reaktionen in Gang gesetzt, die der Infektabwehr und späteren Heilung dienen. In dieser Phase ist die Gefahr einer Besiedlung mit pathogenen Keimen am größten. In der etwa vom 4. bis 7. Tag dauernden Proliferationsphase kommt es durch ausgeprägte mitotische Aktivitäten von Fibroblasten und das Einsprossen von Kapillaren zur Bildung von Granulationsgewebe. Die Infektionsabwehr ist schließlich nach voll ausgebildeter Vaskularisation des Granulationsgewebes optimal. Etwa vom 8. Tag an beginnt die reparative Phase, die sich durch Ausbildung kollagener Fasern auszeichnet und schließlich mit dem Narbengewebe endet. Da Zelldichte und Vaskularisation in dieser Phase abnehmen, wird auch die Infektionsabwehr wieder reduziert [4].

Die Infektion als Komplikation stellt den Erfolg der Operation in Frage. Die Gefahr einer Infektion ist für eine chirurgisch behandelte Wunde innerhalb der ersten postoperativen Phase am größten. Ziel eines neu zu entwickelnden Arzneimittels mußte es also sein, eine Applikationsform zu finden, bei der ein resorbierbarer Träger solange Antibiotikum freisetzt, bis die Resorption des Trägers vollständig ist, wenigstens aber bis die Abwehrmechanismen des Körpers voll in Gang gekommen sind.

In diesem Zusammenhang sind an das Antibiotikum folgende Forderungen zu stellen:

- Stabilität
- breites antibakterielles Spektrum
- ausreichende Verweildauer im Träger und Gewebe
- Gewebeverträglichkeit
- keine oder geringe allergene Potenz.

Die Forderungen an die Trägersubstanz sind folgendermaßen zu gliedern:

- ausreichende Verweildauer im Gewebe

– Gewebeverträglichkeit
– keine oder geringe allergene Potenz.

Für die Kombination aus Antibiotikum und Trägersubstanz ergeben sich folgende Erwartungen:

– Die Resorptionszeit des Trägers soll die Freisetzungszeit des Antibiotikums nicht wesentlich überschreiten,
– die Freisetzung des Antibiotikums muß in wirksamer Konzentration für die Latenzphase gewährleistet sein, möglichst darüber hinaus,
– es sollte eine gute Gewebeverträglichkeit für das Antibiotikum und die Trägersubstanz gewährleistet sein,
– keine oder geringe allergene Potenz des Antibiotikums und der Trägersubstanz.

Methode

Als Antibiotikum wurde Gentamicin gewählt, das die oben angeführten Forderungen erfüllt. Um neben initial hoher eine möglichst lange lokale Gentamicin-Konzentration zu gewährleisten, wurden das gut wasserlösliche Gentamicinsulfat und das neu entwickelte, schwer wasserlösliche Gentamicincrobefat in Kombination gewählt. Als Kollagenträger mit hämostyptischer Wirkung fand ein bereits seit mehreren Jahren im Handel erhältliches Präparat[2] Verwendung.

Das so entstandene Gentamicin-Kollagen-Vlies (EMD 53 155) hat eine Größe von 80 × 50 × 3 mm und enthält 70 mg der wirksamen Gentamicinbase, verteilt jeweils zur Hälfte auf die oben beschriebenen Gentamicinsalze.

In in vitro und tierexperimentellen Elutionsversuchen ließ sich die erwünschte protrahierte Freisetzung nachweisen (Abb. 1).

Die Pharmakokinetik am Patienten (n = 33) wurde in einer prospektiven, unkontrollierten, offenen Studie geprüft [1, Beitrag von Burkhard et al. in diesem Band]. Zusätzlich wurden im Rahmen einer klinischen Studie 11 Patienten mit EMD 53 155 behandelt und abschließend beurteilt. Bei beiden Studien wurden gleichzeitig die Wundheilung nach Applikation von 1 – 5 Gentamicin-Kollagen-Vliesen (≙ 70 – 350 mg Gentamicinbase) in Weichteil- und Knochenwundhöhlen überprüft. Parallel dazu wurden zu allen Untersuchungszeitpunkten die lokale und allgemeine Verträglichkeit beurteilt und laborchemische Kontrolluntersuchungen durchgeführt.

---

[2] Lyostypt®; Braun-Melsungen, Melsungen.

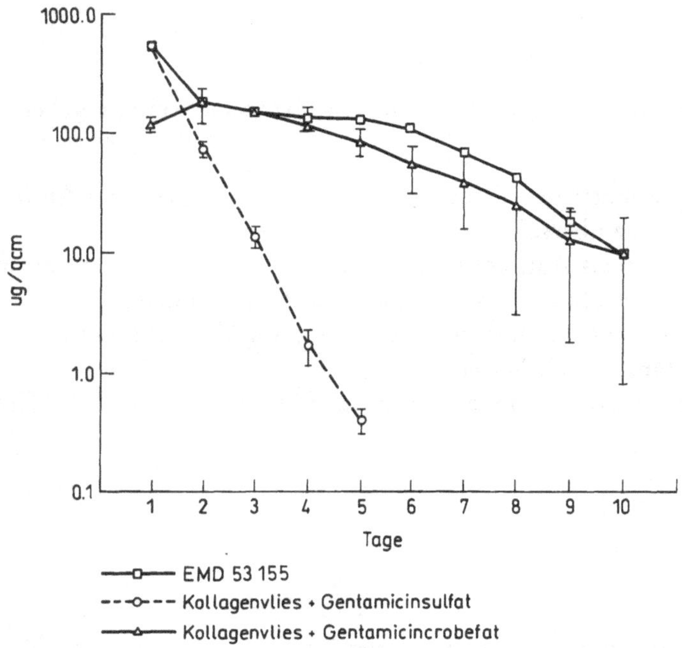

Abb. 1 Gentamicin-Freisetzung aus 1 cm^2 Kollagen-Vlies in vitro [6].

Alle Patienten mit für die Prüfung geeigneten Indikationen, die die Einschlußkriterien erfüllten, wurden in die Studie aufgenommen; alle Ausschlußkriterien wurden sorgfältig berücksichtigt. Damit handelte es sich um ein nicht ausgewähltes Patientengut. Der Altersdurchschnitt lag bei 66,6 (22 – 88) Jahren (n = 44); es wurden auch betagte und multimorbide Patienten in die Prüfung aufgenommen.

Neben einer eingehenden, präoperativen klinischen und laborchemischen Untersuchung, der sorgfältigen intraoperativen Dokumentation sowie bakteriologischen Untersuchung wurden am 6. – 8. und 13. – 15. postoperativen Tag, nach 6 Wochen (± 1 Woche), 3 (± 2 Wochen), 6 (± 3 Wochen) und 12 (± 4 Wochen) Monaten Nachuntersuchungen durchgeführt, die Klinik, Laborchemie und Bakteriologie beinhalteten.

Ergebnisse

Pharmakokinetik

Zur Pharmakokinetik kann zusammenfassend folgendes festgestellt werden: Die Serumkonzentrationen von Gentamicin waren von der Anzahl der implantierten Gentamicin-Kollagen-Vliese (70 bis 350 mg Gentamicinbase ≙ 1 – 5 Gentamicin-Kollagen-Vliese) abhängig. Sie lagen im Mittel zwischen 0,23 und 1,59 μg/ml. Diese maximalen Serumkonzentrationen wurden 2–6 Stunden [Beitrag von Burkhard et al. in diesem Band] nach der Applikation erreicht; der höchste Einzelwert wurde mit 3,81 μg/ml gemessen [1, 2].

Im Vergleich zur parenteralen Gentamicin-Applikation waren die Werte nach lokaler Applikation niedrig. Im Gegensatz zu drainierten waren die Serumkonzentrationen bei nicht drainierten Wunden nach Applikation von EMD 53 155 vergleichsweise am höchsten. Die Gentamicin-Serumkonzentrationen wurden durch die Gentamicin-Verluste über die Drainage beeinflußt. Bei der Anwendung in der sakralen Höhle kam es zu Gentamicin-Verlusten von durchschnittlich 43,7% (31,7–53,7%) der applizierten Dosis über das drainierte Wundsekret.

Während die Gesamtmenge des über das Wundsekret ausgeschiedenen Gentamicin mit der Zeit abnahm, stiegen mit zurückgehender Sekretmenge die Konzentrationen von Gentamicin im Wundsekret deutlich an: 4–7 Tage nach der Applikation lagen sie zwischen 106 und 578 μg/ml [3]. Für die Zeit der Wundheilung liegt also eine hohe bakterizide Gentamicin-Konzentration vor.

Meßbare Gentamicin-Serumkonzentrationen waren bis maximal eine Woche nach der Operation im Bereich der Nachweisbarkeitsgrenze (< 0,04 μg/ml) festzustellen. Durch die niedrigen und rasch abfallenden Serumkonzentrationen von Gentamicin sind oto- oder nephrotoxische Nebenwirkungen auszuschließen.

Falls neben der lokalen Anwendung von Gentamicin-Kollagen-Vlies eine simultane systemische Applikation von Gentamicin oder eines anderen Aminoglykosidantibiotikums indiziert sein sollte, empfiehlt sich sicherheitshalber die einmalige Kontrolle der Serumkonzentration am Operationstag.

Laborparameter

Die Laborparameter entsprachen in ihren Veränderungen der Grunderkrankung; auf das Prüfpräparat EMD 53 155 zu beziehende Veränderungen wurden nicht festgestellt. Im Zusammenhang mit der Gentamicin-Anwendung waren die Werte des Serumkreatinins von Interesse: Die Kontrollen zwischen dem 6.–8. postoperativen Tag und der 5.–7. postoperativen Woche zeigten gegenüber den präoperativen Werten keine Abweichung von der Norm [1]; alle maximalen Einzelwerte lagen < 1,5 mg/dl (Abb. 2).

Bakteriologie

Über die bakteriologischen Ergebnisse wird im Zusammenhang mit der noch laufenden klinischen Studie berichtet. Bisher vorliegende Untersuchungen lassen eine Resistenzentwicklung gegen Gentamicin nicht erkennen.

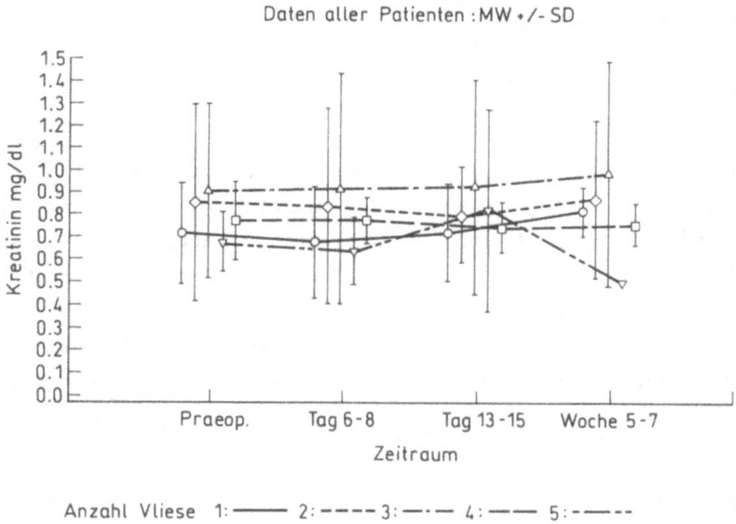

Abb. 2 Kreatinin-Serumwerte nach Applikation von 1 – 5 Gentamicin-Kollagen-Vliesen (EMD 53155).

Klinik

Im Rahmen der beschriebenen Pharmakokinetik-Studie und einer anschließend folgenden klinischen Studie wurden bislang 44 Patienten mit Weichteil- und/ oder Knocheninfektionen/-kontaminationen mit dem Prüfpräparat EMD 53 155 behandelt und abschließend beurteilt. In 24 Fällen wurde zusätzlich ein systemisches Antibiotikum verabreicht: 19mal als single-shot-Prophylaxe, 2mal therapeutisch wegen Pneumonie, 2mal wegen lokaler Wundkomplikationen und 1mal wegen fehlbeurteilter Wundverhältnisse bei Revision. Bei 42 der 44 Patienten heilten die Wunden reizlos ab, bei 2 Patienten nicht. Die Wundheilung wurde bei den täglichen Visiten kontrolliert und nach 1, 2 und 6 Wochen durch die Angabe „primäre" oder „sekundäre Wundheilung", „Wunddehiszenz", „Serom/Hämatom", „oberflächliche Infektion" oder „tiefe Infektion" dokumentiert. Hierbei wurden lokale klinische Symptome wie Spontan- oder Druckschmerz, Schwellung, Rötung, Überwärmung, Functio laesa, Fistel und sonstige klinische Symptome erfaßt.

Die Beobachtung einer gestörten Wundheilung führte im weiteren Verlauf stets zur Beurteilung „sekundäre Wundheilung", auch wenn es sich nur um eine einmalige Wundsekretion über die Hautwunde handelte. Kein Patient wurde mit Entzündungszeichen im Wundgebiet entlassen. Kein Patient mit Wunddehiszenz – besonders bei diabetischer Stoffwechsellage – verließ die Klinik, bevor nicht eine deutliche Granulation bei nekrosefreiem Wundgrund vorlag.

Die längste Krankheitsdauer bis zur Abheilung betrug 6 Wochen, der durchschnittliche Krankenhausaufenthalt nach Applikation von Gentamicin-Kollagen-Vliesen (EMD 53 155) 20,3 Tage.

4 der 44 Patienten verstarben während des Beobachtungszeitraumes, 3 mit Rektumkarzinom, 1 Patient an einem Herzinfarkt, keiner an einer septischen Komplikation der Wunde. Die beiden Patienten mit nicht abgeheilter Wunde gehören zu den Verstorbenen.

Diskussion und Beurteilung

Zur Handhabbarkeit des Gentamicin-Kollagen-Vlieses (EMD 53 155) läßt sich folgendes sagen: Im trockenen Zustand verklebt es nicht mit den Handschuhen oder den Instrumenten, ist gut zu handhaben, kann in passende Form geschnitten werden, gezupft oder gebrochen werden (Abb. 3). Ist die Wunde bluttrocken, dann ist das Vlies zunächst elastisch und kann nach Aufnahme von Feuchtigkeit durch zunehmende Plastizität allmählich der Wunde angeschmiegt werden (Abb. 5). Die Raumbeanspruchung des Gentamicin-Kollagen-Vlieses ist nach Durchfeuchtung gering, es verliert an Höhe und klebt dann auch an Instrumenten und Handschuhen. Bei längerzeitiger Durchfeuchtung wird EMD 53 155 zerfließlich und ein gelbliches Wundsekret tropft ab, so daß es mit Vorteil – wie auch vorgesehen – erst nach vollständiger Blutstillung vor Naht einer Wundschicht appliziert wird (Abb. 6).

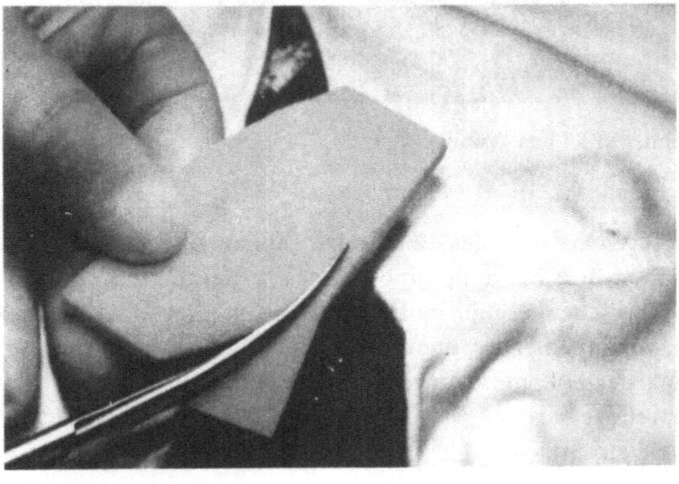

Abb. 3 Anpassen von EMD 53 155 an die Wunde.

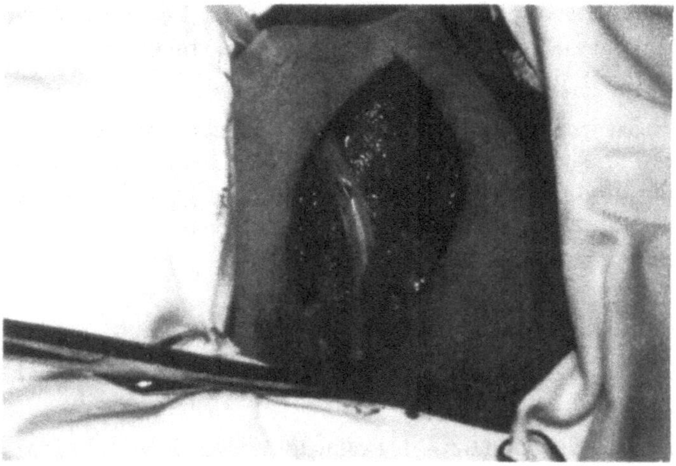

Abb. 4 Einlegen einer großlumigen Überlaufdrainage.

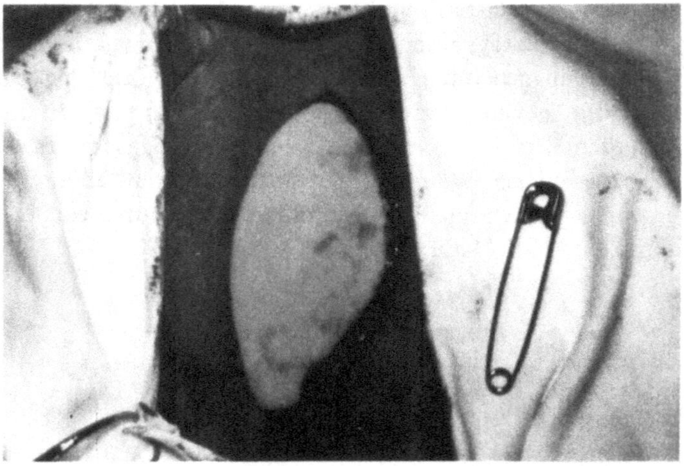

Abb. 5 Anschmiegen an das Wundbett.

Durch die große Oberfläche des Gentamicin-Kollagen-Vlieses lassen sich auch große Wundhöhlen wie bei abdomino-perinealer Rektumexstirpation oder bei Eingriffen an Oberschenkel und Hüfte mit zwei bis drei Gentamicin-Kollagen-Vliesen sicher versorgen. Dies kann auch in der Form geschehen, daß EMD 53 155 in Teilen der Spongiosa untergemischt wird, die schließlich zur Transplantation verwendet wird.

Die Frage, ob durch die Vliesapplikation Art und Ausmaß der Wundsekretion verändert werden, ist in der vorliegenden Studie noch nicht schlüssig beurteilbar.

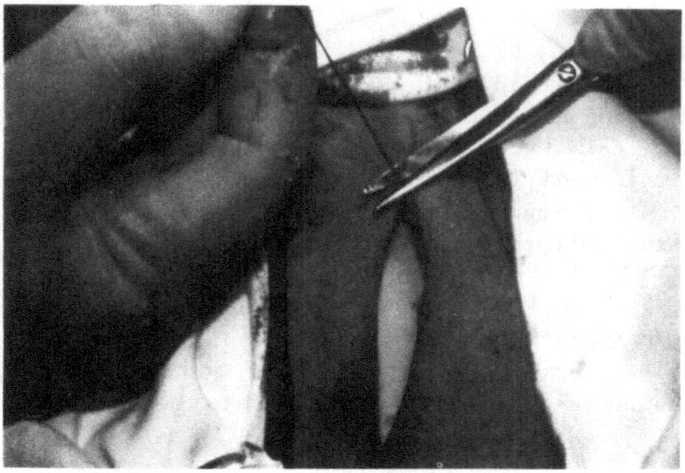

Abb. 6 Primärer Wundverschluß.

Die Sekretion ist meist klar, manchmal trübe, durch Vliespartikel gelb gefärbt, so daß bei Beimengungen von Blutkoageln manchmal der Eindruck putrider Sekretion Anlaß zu Verwechslungen geben kann. So kam es ein einem Fall zur zusätzlichen systemischen Anwendung eines Antibiotikums ohne klinische Zeichen für einen Infekt zum Schutz eines Schrittmachers nach Revision. Bei Anwendung von mehreren Gentamicin-Kollagen-Vliesen in großen Wundhöhlen scheint die Sekretbildung zumindest anfangs vermehrt zu sein. Dies gibt Anlaß zur Empfehlung, alle Wunden, bei denen ein Gentamicin-Kollagen-Vlies appliziert wird, mit einer großlumigen Überlaufdrainage zu versehen und diese solange zu belassen, bis ein deutlicher Rückgang der Sekretion zu erkennen ist (Abb. 4).

Der Indikationsbereich umfaßt bei uns bisher abdomino-perineale Rektumexstirpationen, Operationen am Anus praeter naturalis, bei Sinus pilonidalis, sonstige Weichteilfisteln und Wundinfekte, infizierte Osteosynthesen, Verschiebelappenplastiken bei kontaminierten Wunden und Amputationen. Wegen der noch geringen Fallzahl sehen wir uns nicht in der Lage, einen Indikationskatalog zu empfehlen und damit die Grenzen dieses neu entwickelten Präparates sicher abzustecken. Dies wird weiteren Untersuchungen vorbehalten bleiben.

Zusammenfassend glauben wir jedoch – auch bereits nach diesen wenigen Fällen – eine Tendenz bemerken zu dürfen: Dieses Präparat wird unsere Möglichkeiten der Behandlung von kontaminierten und infizierten Wunden im positiven Sinne bereichern.

Wir danken Frau Dr. med. vet. E. Dingeldein, Abteilung Grundlagenforschung Biomaterialien, E. Merck, Darmstadt, für die Durchführung der Gentamicinanalysen.

Literatur

[1] Burkhard, K.: Gentamicin-Kollagen-Vlies EMD 53 155. Erste pharmakokinetische Untersuchungen mit unterschiedlichen Dosierungen. Dissertation, Darmstadt (1990).

[2] Dingeldein, E.: EMD 53 155 – Gentamicinkonzentrationen in Körperflüssigkeiten von Patienten. E. Merck, Darmstadt. ZPD-Bericht Nr. 39 (1990).

[3] Klemm, K.: Die Behandlung chronischer Knocheninfektionen mit Gentamicin-PMMA-Ketten und -Kugeln. Unfallchirurgie, Sonderheft Gentamicin-PMMA-Ketten/-Kugeln (1976) 20–25.

[4] Knapp, U.: Die Wunde. Pathophysiologie – Behandlung – Komplikationen. Georg Thieme Verlag, Stuttgart – New York 1981.

[5] Nies, B., E. Dingeldein, H. Wahlig: EMD 53 155 – an implantable collagen-fleece loaded with gentamicin in in-vitro-studies. 13th interscience conference on AMAC (1990).

Pharmakokinetik eines neuen Gentamicin-Kollagen-Vlieses (EMD 53 155)

K. Burkhard, H.-P. Kloß, U. Grüßner

Zusammenfassung

Im Rahmen dieser prospektiven, unkontrollierten, offenen, pharmakokinetischen und klinischen Studie wurde das neu entwickelte Gentamicin-Kollagen-Vlies (EMD 53 155)[1] bei 33 Patienten implantiert. Um sowohl eine initial rasche als auch protrahierte Freisetzung aus dem Kollagen-Vlies zu gewährleisten, enthält das neu entwickelte EMD 53 155 je 35 mg Gentamicinaktivität in Form des gut wasserlöslichen Gentamicinsulfates respektive des schwer wasserlöslichen Gentamicincrobefates. Die pharmakokinetischen Daten werden in dieser Arbeit dargestellt.

Unter der Voraussetzung chirurgischer Sanierung wurden bei Knochen- und Weichteilindikationen 1 – 5 Gentamicin-Kollagen-Vliese (≙ 70 – 350 mg Gentamicinbase) appliziert.

Die Serumkonzentrationen sind nach Implantation von EMD 53 155 generell niedrig; Maximalwerte bis zu 3,81 µg/ml (wird diskutiert) werden im Einzelfall gemessen. Toxische Grenzwerte werden nicht überschritten. Die Werte sinken rasch auf klinisch unbedeutende Konzentrationen ab. Bei gleichzeitiger systematischer Gentamicintherapie und lokaler Applikation von mehr als 3 Gentamicin-Kollagen-Vliesen ist eine Serumkontrolle am Operationstag zu empfehlen.

Die Konzentrationen im Wundsekret überschreiten um ein Vielfaches die minimalen bakteriziden Konzentrationen. Die anfänglich hohen Konzentrationen im Urin fallen rasch ab, sie werden durch das über das Wundsekret ablaufende Gentamicin im Drainagesystem deutlich beeinflußt.

Die Untersuchungen zur Gesamtrecovery des Gentamicin werden durch den Verlust von Sammelurin oder Wundexsudat beeinträchtigt. Das ist im klinischen Betrieb und bei längeren Sammelperioden trotz aller Sorgfalt nicht zu vermeiden. Die Gesamtrecovery beträgt im Rahmen dieser Studie bei Anwendung von 1 – 5

---

[1] EMD 53 155 (Gentamicin-Kollagen-Vlies); E. Merck, Darmstadt.

Gentamicin-Kollagen-Vliesen zwischen 39,9 und 77%. Bei Applikation von 5 Gentamicin-Kollagen-Vliesen beträgt die Urin- und Wundsekretrecovery etwa je 50%.

Die lokalen Gentamicinkonzentrationen bedeuten eine hohe antibakterielle Wirksamkeit. Die Serum- und Urinkonzentrationen weisen auf eine hohe therapeutische Sicherheit hin.

Grundsätzlich muß aber nochmals betont werden, daß radikales und sorgfältiges chirurgisches Vorgehen Voraussetzung für die erfolgreiche Anwendung von EMD 53 155 ist.

Einleitung

Lokale Infektionen werden üblicherweise chirurgisch durch Inzision und offene Wundbehandlung bzw. besser durch Exzision des infizierten Gewebes, Debridement, Spülung, Einlegen einer Drainage und Wundverschluß therapiert. Eine häufig angewandte, adjuvante Therapie stellt die systemische Antibiotikagabe dar, die allerdings zum Nachteil hat, daß wirksame lokale Gewebekonzentrationen durch operativ bedingte Mikrozirkulationsstörungen und durch eine katabole Stoffwechsellage meist nicht realisiert werden können.

Buchholz [1] fügte aus diesem Grund einem Knochenzement[2] Gentamicin bei. Es gelang ihm dadurch die Infektionsrate beim Austausch infizierter Endoprothesen oder bei der prophylaktischen Anwendung bei endoprothetischer Erstversorgung deutlich zu senken. Aufbauend auf diesem erfolgreichen Prinzip der lokalen Gentamicintherapie in Polymethylmethacrylat als Trägermaterial entwickelte Klemm [4] 1976 die Gentamicin-PMMA-Kugelkette[3], die seitdem zum Standard in der chirurgischen Therapie von Knochen- und Weichteilinfektionen gehört.

Der Vorteil dieser lokalen Gentamicintherapie besteht darin, daß hohe lokale Gentamicinkonzentrationen die nach chirurgisch radikalem Debridement verbleibenden pathogenen Keime eliminieren, soweit sie sich im Diffusionsbereich des Gentamicin befinden. Lokal sind diese Gentamicinkonzentrationen gut verträglich. Durch die protrahierte, niedrige Abgabe in den Organismus sind die Serumkonzentrationen niedrig bzw. zu vernachlässigen. Das den Aminoglykosiden typische potentielle oto- oder nephrotoxische Risiko ist durch diese Therapieform nicht zu befürchten. In Kombination mit radikaler Chirurgie steht

---

[2] Palacos®; E. Merck, Darmstadt.

[3] Septopal®-Kette, Septopal®-Minikette; E. Merck, Darmstadt.

also eine sichere lokale Gentamicintherapie zur Verfügung. Die Gentamicinkugelketten müssen, je nach Indikation, nach 7- bis 14tägiger Implantation wieder entfernt werden. Es liegt also nahe, dieses erfolgreiche Behandlungsprinzip auf ein resorbierbares Trägermaterial zu übertragen. Dabei sollte dessen Pharmakokinetik vergleichbar sein mit den experimentellen Daten von Gentamicin-PMMA-Ketten[4].

EMD 53 155 (Gentamicin-Kollagen-Vlies)

Als Trägermaterial für das Prüfpräparat EMD 53 155 dient ein Kollagen-Vlies[5] der Größe 80 × 50 × 3 mm. Diesem sind 2 Gentamicinsalze mit einer Gentamicinaktivität von je 35 mg beigefügt: Es sind dies das sehr gut wasserlösliche Gentamicinsulfat und das neu entwickelte, schwer wasserlösliche Gentamicin-crobefat, das der protrahierten Freisetzung des Gentamicin dient. Während Gentamicin nahezu vollständig über die Nieren eliminiert wird, erfolgt die Ausscheidung des schwer löslichen Crobefates mit der Galle.

Methode

Durchführung der Prüfung

In der Chirurgischen Klinik des Elisabethenstiftes, Darmstadt, wurde EMD 53 155 seit November 1988 im Rahmen einer prospektiven, unkontrollierten, offenen, pharmakokinetischen und klinischen Prüfung bei Patienten mit Weichteil- und Knochenindikationen angewandt. Die Einverständniserklärung der Patienten lag vor; die Einschluß- und Ausschlußkriterien laut Prüfplan wurden strikt befolgt. Die nachfolgende Arbeit beschäftigt sich mit den Untersuchungsergebnissen zur Pharmakokinetik von EMD 53 155. Die gleichzeitig erhobenen klinischen Befunde zur Verträglichkeit dieses neu entwickelten Gentamicin-Kollagen-Vlieses, der Wundheilung und den therapeutischen Ergebnissen werden von Kloß et al. in diesem Band veröffentlicht.

In diese Studie wurden insgesamt 33 Patienten aufgenommen bei denen die Gentamicinkonzentration zu vorgegebenen Untersuchungszeitpunkten im Serum, Wundsekret und Urin bestimmt wurde [2]. Die Gentamicinrecovery wurde

[4] Septopal®-Kette, Septopal®-Minikette; E. Merck, Darmstadt.

[5] Lyostypt®; Firma Braun-Melsungen, Melsungen.

Tabelle 1 Patientengruppen nach Anzahl der applizierten Gentamicin-Kollagen-Vliese, Anzahl der Patienten, Indikationen [3].

Gruppe 1	1 Vlies	n = 5	Knochen- und Weichteilindikationen
Gruppe 2	2 Vliese	n = 5	Knochen- und Weichteilindikationen
Gruppe 3	3 Vliese	n = 5	Weichteilindikationen (WT)
		n = 6	Knochenindikationen (K)
Gruppe 4	4 Vliese	n = 6	Weichteilindikationen (WT)
		n = 1	Knochenindikationen (K)
Gruppe 5	5 Vliese	n = 5	Weichteilindikationen (WT)

im Wundsekret und Urin ermittelt. Es wurden Patientengruppen nach Weichteil- und Knochenindikationen gebildet. Im Rahmen dieser Patientengruppen wurden jeweils 1–5 Gentamicin-Kollagen-Vliese (≙ 70–350 mg Gentamicinbase) eingesetzt (Einzelheiten s. Tab. 1).

Vollständige Verläufe der Serumkonzentrationen liegen bei allen 33 Patienten vor, auswertbare Urindaten bei 31 Patienten. Die vollständige Sammlung des Urins war aus klinischen Gründen nicht immer möglich (s. S. 75).

Das Alter der Patienten betrug im Median 72 (23–88) Jahre. 18 Frauen und 15 Männer wurden in die Prüfung aufgenommen. Als Indikationen wurde in 14 Fällen eine Infektion festgestellt, bei 19 Patienten lag eine Kontamination des Wundgebietes vor. Zu den Wundinfekten zählten 5 postoperative, 4 Phlegmonen bei Gangrän, 3 Steißbeinfisteln, 1 infizierte Totalendoprothese und 1 Osteomyelitis nach Schußverletzung. Wundkontaminationen bestanden bei 8 AP-Korrekturen/Rückverlagerungen, 6 abdomino-perinealen Rektumexstirpationen, 2 Verschiebelappenplastiken, 2 höhere Amputationen und 1 Duodenalfistel.

Gentamicinkonzentrationen im Serum

Serumproben wurden zu folgenden Zeitpunkten abgenommen:

Präoperativer Leerwert, postoperativ nach 30 min sowie nach 1, 2, 4, 6 Stunden, am 1., 2., 3., 4., 7. und 14. Tag. In den Gruppen 1–5 kam es zu einem raschen Anstieg der Serumkonzentrationen mit einem Maximum zwischen der 2. und 6. Stunde (s. Tab. 2). Die mittleren Maxima (C_{max}) betrugen in Gruppe 1: 0,23 µg/ml, in Gruppe 2: 0,82 µg/ml, in Gruppe 3: 1,33 µg/ml (WT) und 1,31 µg/ml (K), in Gruppe 4: 1,59 µg/ml und in Gruppe 5: 1,3 µg/ml. Insgesamt waren die mittleren Maximalwerte also niedrig. Die höchsten individuellen Werte betrugen in der Reihenfolge der Gruppen 0,4; 1,09; 2,12; 3,22 und 3,81 µg/ml [3]. Lediglich bei einem Patienten der Gruppe 3 (K) lagen die 24- und 48-Stundenwerte bei 1,51 bzw. 0,47 µg/ml, sonst waren sie bei allen anderen Patienten deutlich niedriger.

Tabelle 2 Maximalkonzentrationen von Gentamicin im Serum

1 Vlies	0,23 (0,08 – 0,40)	6
2 Vliese	0,82 (0,52 – 1,09)	2
3 Vliese (WT)	1,33 (0,60 – 2,12)	6
3 Vliese (K)	1,31 (0,32 – 2,50)	6
4 Vliese	1,59 (0,17 – 3,22)	6
5 Vliese	1,30 (0,07 – 3,81)	2

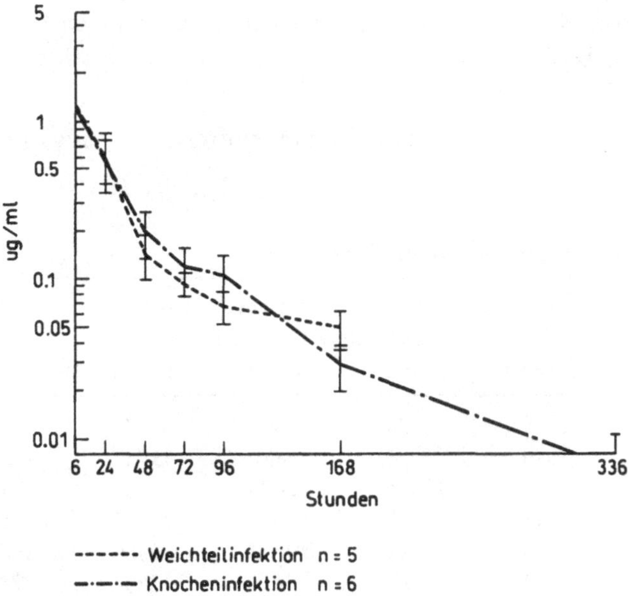

Abb. 1 Gentamicinkonzentrationen im Serum von Patienten in µg/ml nach Implantation von 3 Gentamicin-Kollagen-Vliesen (EMD 53 155) in Knochen respektive Weichteile.

Der Vergleich der Serumkonzentrationen in den Gruppen 3 (WT und K) zeigte, daß bei Weichteilapplikation die Konzentrationen etwas rascher anstiegen als bei Knochenapplikation, bei sonst vergleichbarem Konzentrationsverlauf (Abb. 1). Aus diesem Grund ist im Rahmen dieser Studie auf eine weitere Trennung in Knochen- und Weichteilgruppen verzichtet worden.

Bei den Gruppen 1 und 2 wurde die untere Nachweisgrenze für Gentamicin (0,04 µg/ml) nach 2 bzw. 4 Tagen unterschritten. Für die Gruppen 3 (K), 4 und 5 war dies nach 7 Tagen der Fall. Bei der Gruppe 3 (WT) waren nach 7 Tagen noch 0,05 µg/ml nachweisbar. Nur die Gruppe 5 zeigte noch nach 14 Tagen eine Spur (< 0,04 µg/ml) von Gentamicin.

Gentamicinkonzentrationen im Wundsekret

Bei 8 der 33 Patienten wurden die Wunden primär, ohne Plazierung einer Drainage, verschlossen; 25 der 33 Patienten erhielten eine Drainage, 3 Patienten entfernten sich die Drainage, bevor Wundsekret abgenommen werden konnte. Einige Wunden sonderten zeitweise kein Wundsekret ab. Die Drainagen wurden im allgemeinen nach 2 bis 7 Tagen entfernt. Daraus resultiert die unterschiedliche Patientenzahl zu den jeweiligen Untersuchungszeitpunkten.

Eine Korrelation zwischen Sekretmenge und Gentamicinkonzentration konnte nicht nachgewiesen werden, dafür waren die Schwankungen innerhalb der Meßbereiche zu groß. Oft waren aber sehr hohe Konzentrationen bei niedriger Sekretionsmenge zu beobachten, besonders in späteren Meßperioden um den 7. postoperativen Tag herum.

Die Daten [2, 3] belegen die protrahierte Gentamicinfreisetzung aus EMD 53 155 deutlich.

Tabelle 3 Nachweis von Gentamicin im Wundsekret

Stunden	1 Vlies n = 5	2 Vliese n = 5	3 Vliese Weichteile n = 5	3 Vliese Knochen n = 6	4 Vliese n = 6	5 Vliese n = 5
2	5423	18545	17520	11801	43620	53376
4	1403	7080	25934	18880	19947	17341
6	1155	7540	15675	12426	7188	7525
24	8140	10345	10082	16370	24872	12589
48	730	8665	14044	10732	19880	15617
72		663	441	5431	2837	7436
96		20	910	1138	6908	9413
120			46	1050	2820	19763
144		407	125	335		13539
168				537	2620	12014
192		98		1977	217	368
216				934	32	38
240				1025	18	33
264			28	321		
288				67		
312		2		160		
336				46		
360						
432				3		

Gentamicinkonzentrationen im Urin

Bei 31 Patienten lag eine ausreichende Urinsammlung vor. Auch wir waren mit dem Problem konfrontiert, daß Urinportionen verloren gingen. Dies kam sowohl bei bettlägerigen als auch bei mobilen Patienten vor. Einige Patienten wurden frühzeitig entlassen und sammelten trotz eingehender Instruktion den Urin nicht korrekt weiter. Da nur die effektiv gesammelten Urinmengen dokumentiert wurden, ergaben sich zwangsläufig Auswirkungen auf die ausgeschiedenen Urinmengen.

Die höchsten Gentamicinkonzentrationen wurden am Operationstag und am 1. postoperativen Tag ermittelt. Danach sanken die Konzentrationen kontinuierlich ab. Die Gentamicinrecovery nahm von den Gruppen 1 bis 3 (WT) entsprechend der ansteigenden Gentamicindosis zu; dagegen war in den Gruppen 3 (K), 4 und 5 trotz Dosiserhöhung kein weiterer Anstieg im Urin festzustellen.

Tabelle 4 Gentamicinrecovery im Urin (12 – 14 Tage post operationem)

Gruppe 1	21,2 mg	(4,6 – 50,0)
Gruppe 2	60,8 mg	(34,0 – 98,8)
Gruppe 3 (WT)	128,6 mg	(69,8 – 184,7)
Gruppe 3 (K)	95,1 mg	(44,2 – 131,7)
Gruppe 4	131,1 mg	(48,0 – 255,4)
Gruppe 5	99,9 mg	(47,6 – 235,4)

Untersuchungen zur Gentamicinrecovery

Die Untersuchungen wurden über den Zeitraum der ersten 14 postoperativen Tage durchgeführt. Unter klinischen Versuchsbedingungen ist bei einer solchen verhältnismäßig langen Untersuchungsperiode der Verlust von Sammelurin und Wundexsudat nicht zu vermeiden. Dies ist trotz aller Bemühungen auch bei unserer Studie der Fall. Mittlere Wiederfindungsraten von 80% gelten bei Studien unter klinischen Bedingungen als vollständig. Wir fanden in unserer Studie die in Tab. 5 angegebenen Recoveryraten (s. a. Abb. 2):

Tabelle 5 Gesamtrecovery von Gentamicin (14 Tage post operationem)

Gruppe	mg	%
1	27,9 (13,0 – 50,0)	39,9 (18,5 – 71,4)
2	83,9 (34,6 – 109,6)	59,9 (24,7 – 78,3)
3 (WT)	161,8 (142,0 – 184,7)	77,0 (67,7 – 88,0)
3 (K)	153,1 (143,1 – 175,2)	72,9 (68,2 – 83,4)
4	197,3 (139,5 – 258,2)	70,5 (49,8 – 92,2)
5	217,6 (166,8 – 261,4)	62,2 (47,7 – 74,7)

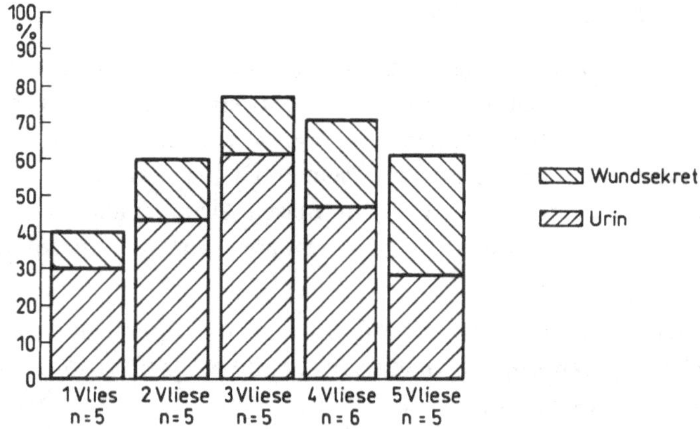

Abb. 2 Gentamicinrecovery in Urin und Wundsekret von Patienten in % der applizierten Gentamicinmenge, Mittelwerte.

Die absolute Gentamicinrecovery steigt entsprechend der lokal applizierten Dosis in den Gruppen 1–5 an. Im Verhältnis zur eingesetzten Dosis wird mit der Gruppe 3 (WT) in etwa die vollständige Recoveryrate von 80% erreicht.

Diskussion der Ergebnisse

Der dosisabhängige Verlauf der Gentamicinserumkonzentration ist in den Mittelwerten niedrig, die Spitzenwerte sind 2–6 Stunden nach der Applikation nachweisbar. Bei höherer Gentamicindosis (4 oder 5 Gentamicin-Kollagen-Vliese) sind vorübergehend individuelle Maximalwerte bis 3,22 µg/ml, in einem Fall 3,81 µg/ml meßbar [2, 3]. Sie sind als unbedenklich anzusehen. Die Analyse dieser beiden Fälle ergibt, daß die Gentamicin-Kollagen-Vliese anläßlich Operationen am Anus praeter implantiert wurden. Da hier die Applikation von EMD 53 155 in der Nähe des Peritoneums erfolgte, ist eine teilweise Resorption des Gentamicin über das Bauchfell nicht auszuschließen. Dies ist für uns die Erklärung, warum speziell diese beiden Werte aus den sonst gemessenen Einzelwerten deutlich herausfallen, deren höchster individueller Wert bei 2,5 µg/ml liegt. Die Serumkonzentrationen fallen auch bei diesen beiden Fällen in der Folgezeit rasch auf unbedeutende Werte ab.

Falls im Einzelfall eine simultane systemische Aminoglykosidgabe erforderlich ist, scheint uns eine einmalige Kontrolle des Gentamicinspiegels im Serum am Operationstag angezeigt zu sein.

Die Vorläufe der Serumkonzentrationen in den Gruppen 3 (Weichteile und Knochen) waren insgesamt gesehen vergleichbar (Abb. 1): Der im Gegensatz zur Knochenapplikation geringfügig raschere Anstieg der Serumkonzentration bei Weichteilapplikation der Gentamicin-Kollagen-Vliese deutet entweder auf eine raschere Freisetzung und einen rascheren Abtransport des Gentamicin aus den besser durchbluteten Weichteilen oder auf eine verzögerte Freisetzung durch die Applikation im Knochen hin.

Unabhängig von der Anzahl der applizierten Gentamicin-Kollagen-Vliese (EMD 53 155) waren die Gentamicinkonzentrationen im Wundsekret am 1. Tag am höchsten. Die gemessenen Werte liegen um ein Mehrfaches über den minimalen Hemmkonzentrationen der üblicherweise isolierten pathogenen Keime, so daß mit einer Elimination der Erreger im Wundgebiet gerechnet werden kann, wenn sie im Diffusionsbereich des Antibiotikums liegen. Die hohen Gentamicinkonzentrationen im Wundsekret fallen vom 1. postoperativen Tag an langsam ab und zeigen in der sakralen Höhle noch am 4. – 7. postoperativen Tag Werte zwischen 140 und 578 μg/ml. Dies sind hohe antibakterielle Konzentrationen, die die im Wundgebiet verbliebenen Keime sicher eliminieren.

Im Urin werden hohe Gentamicinmengen während der ersten 14 Tage post operationem gefunden, in Abhängigkeit von der Dosis zwischen 21 und 131 mg. Es ist bemerkenswert, daß die im Urin ausgeschiedene Gentamicinmenge von der im Wundsekret über das Drainagesystem ausgeschiedenen Gentamicinmenge beeinflußt wird. Da insbesondere in den Gruppen 4 und 5 die Gentamicinausscheidung im Wundsekret über das Drainagesystem sehr hoch war, sind wir überzeugt, daß eine zwischen dem Wundsekret und Urin konkurrierende Ausscheidung besteht, die die zu erwartende höhere Gentamicinausscheidung bei zunehmender Zahl an Gentamicin-Kollagen-Vliesen kompensiert.

Je höher die Gentamicinmenge im Wundsekret ist, um so geringer ist sie im Urin. Der Anteil des über das Wundsekret ausgeschiedenen Gentamicin steigt von 20,5% bei 3 Gentamicin-Kollagen-Vliesen auf 53,2% bei Applikation von 5 Gentamicin-Kollagen-Vliesen an. Demnach steigt die Belastung des Organismus geringer an als die Zahl der applizierten Gentamicin-Kollagen-Vliese es erwarten ließe. Dies trägt zur Sicherheit des Patienten bei und bestätigt den Vorteil des lokal applizierten EMD 53 155.

Wir danken Frau Dr. med. vet. Dingeldein, Abteilung Grundlagenforschung Biomaterialien, E. Merck, Darmstadt, für die Durchführung der Gentamicinanalysen.

Literatur

[1] Buchholz, H. W., H.-D. Gartmann: Infektionsprophylaxe und operative Behandlung der schleichenden tiefen Infektion bei der totalen Endoprothese. Chirurg (1972) 446 – 453.

[2] Burkhard, K.: Gentamicin-Kollagen-Vlies – EMD 53 155. Erste pharmakokinetische Untersuchungen mit unterschiedlichen Dosierungen. Dissertation, Darmstadt (1990).
[3] Dingeldein, E.: EMD 53 155-Gentamicinkonzentrationen in Körperflüssigkeiten von Patienten. E. Merck, Darmstadt. ZPD-Bericht Nr. 39 (1990).
[4] Klemm, K.: Die Behandlung chronischer Knocheninfektionen mit Gentamicin-PMMA-Ketten und -Kugeln. Unfallchirurgie, Sonderheft Gentamicin-PMMA-Ketten/Kugeln (1976) 20–25.

Psychische Aspekte bei chronischer Osteomyelitis

B. Winter-Klemm, K. Klemm

Aus pathomorphologischen Gründen, auf die hier nicht näher eingegangen werden soll, ist die chonische Osteomyelitis eine nicht heilbare Krankheit. Das heißt zwar nicht, daß bei jedem Osteomyelitiskranken mit einer gewissen Regelmäßigkeit akute Schübe der chronischen Grundkrankheit auftreten und dann Behandlung erforderlich machen, aber im Einzelfall kann dies durchaus so sein. Es ist keineswegs atypisch, wenn bei einem Patienten mit einstmals akuter Osteomyelitis in der Jugend Jahrzehnte später wieder akute Entzündungszeichen ohne jede äußere Ursache auftreten, sich eine chronische Fisteleiterung ausbildet und dann wieder Behandlung erforderlich wird. Eine solche Exacerbation beruht nicht auf einer erneuten bakteriellen Kontamination des vorgeschädigten Knochens von außen, sondern entwickelt sich aus Bakterien, die noch aus der ursprünglichen Infektion stammend sich ruhend im Knochen abgekapselt und dort überlebt haben. Welche Faktoren ursächlich dazu führen, daß die persistierenden Keime wieder virulent werden, bleibt im Einzelfalle häufig ungeklärt, es gibt aber Beobachtungen, daß interkurrente andere Erkrankungen mit Auswirkung auf die sogenannte „allgemeine Abwehrlage“ ein osteomyelitisches Rezidiv auslösen können.

Eine Heilung der chronischen Osteomyelitis im Sinne einer völligen Wiederherstellung des Vorzustandes ist also nicht möglich. Bei immer wiederkehrenden Rezidiven der chronischen Osteomyelitis kann nur durch Amputation der Extremität eine Infektsanierung im eigentlichen Sinne erreicht werden. Tatsächlich muß im Einzelfall eine solche „Radikalkur“ wegen ständiger Behandlungsbedürftigkeit ohne Aussicht auf Symptomfreiheit und wegen der negativen Auswirkungen auf die persönliche und berufliche Situation des Betroffenen erwogen werden, bevor psychischer Hospitalismus ihn zum seelischen Krüppel macht.

Die von ambitionierten Unfallchirurgen und Orthopäden angesichts der heutigen Möglichkeiten der plastischen und rekonstruktiven Chirurgie empfohlene Behandlung der chronischen Osteomyelitis durch Segmentresektion des vom osteomyelitischen Prozeß durchseuchten Knochens mit nachfolgendem Wiederaufbau des Defektes durch haut- und muskelplastische Maßnahmen sowie Kallusdistraktion ist selbst mit so großen Risiken, langdauernder Behandlungsbedürftigkeit und extrem hohen Kosten verbunden, daß wohl nur im ausgewählten Einzelfall ein solches Vorgehen ernstlich in Betracht kommt, ganz abgesehen davon, daß es kaum gelingen wird, in funktioneller Hinsicht eine Verbesserung gegenüber dem Vorzustand zu erzielen. Es wird also weiterhin dabei bleiben, daß die chronische Osteomyelitis nicht heilbar ist, es aber durch geeignete Behandlungsmaßnahmen gelingt, die akut exacerbierte Osteomyelitis wieder in einen Ruhezustand überzuführen, der es dem Patienten erlaubt, sein bisheriges Leben wieder aufzunehmen.

Aus psychologischer Sicht ist es durchaus nicht unerheblich, auf welche Weise die ursprüngliche Osteomyelitis entstanden ist. Die chronische Infektion des Knochens ist entweder Folge einer meist in der Jugend aufgetretenen akuten hämatogenen Osteomyelitis oder hat sich nach Unfall oder operativem Eingriff am Knochen im Sinne einer primär-chronischen posttraumatischen oder postoperativen Osteomyelitis entwickelt.

Bei der hämatogenen Osteomyelitis handelt es sich um eine Erkrankung aus körpereigener Ursache, die ohne fremdes Verschulden schicksalhaft entstanden ist und bei der von nicht wenigen Betroffenen die häufig auf Dauer verbleibende Körperbehinderung als Herausforderung empfunden wird, trotz der körperlichen Einschränkung das eigene Leben aktiv zu gestalten. Nur durch besondere Anstrengung und Leistung wird es einem solchen Menschen gelingen, im Konkurrenzkampf der Gleichaltrigen zu bestehen, und diese nach Möglichkeit zu überflügeln. Man trifft immer wieder auf Patienten mit chronischer Osteomyelitis hämatogenen Ursprungs, die trotz langdauernder stationärer und ambulanter Behandlung mit zahlreichen operativen Eingriffen, mit immer wieder auftretenden Rezidiven oder vielleicht sogar jahrzehntelanger Fisteleiterung eine qualifizierte berufliche Ausbildung absolviert haben, im Beruf sehr erfolgreich sind und auch in ihren sozialen Bezügen keine Einschränkungen auf sich nehmen müssen.

Bei der posttraumatischen oder der postoperativen Osteomyelitis wird das Krankheitsgeschehen auf ganz andere Weise psychisch verarbeitet. Durch plötzliche und unerwartete Gewalteinwirkung von außen und eigenes oder fremdes Verschulden wird der davon Betroffene schlagartig mit einer schwerwiegenden Körperschädigung konfrontiert und muß sich damit auseinandersetzen, aber gerade wegen der Einwirkung von außen wird die Verletzung und ihre Folgen nicht ohne weiteres als schicksalhaft angenommen und psychisch verarbeitet. Ganz generell kann man sagen, daß eine Erkrankung im weitesten Sinne immer besser akzeptiert und psychisch verarbeitet wird als ein Unfall mit allen seinen Folgen.

Ein typisches Beispiel dafür ist der jugendliche motorisierte Zweiradfahrer, der durch einen Unfall z. B. einen drittgradig offenen Unterschenkelbruch erlitten hat und nachfolgend wegen infizierter Defektpseudarthrose monate- wenn nicht sogar jahrelang behandelt werden muß. Man wird selten einen so betroffenen männlichen Jugendlichen finden, der von sich aus einräumt, daß die wesentliche Teilschuld darin liegt, ein so gefahrenträchtiges Fahrzeug benutzt zu haben. In Hader und Zorn über das tatsächlich oder phantasierte Fremdverschulden verwendet er häufig mehr Energie auf die juristische Geltendmachung von Ersatzansprüchen als auf seine medizinische und berufliche Rehabilitation. Der Unfall mit seinen Folgen führt dann nicht wie bei der hämatogenen Osteomyelitis zu einer besonderen Herausforderung mit höheren Leistungen, sondern zum Scheitern der Lebensbewältigung mit Rückzug in regressive Verhaltensweisen und Depressen. Das unbewußte Mißverständnis besteht wohl darin, daß ein Patient sich für eine Krankheit, die ja von innen kommt, selbst verantwortlich fühlt, während er bei einem Unfall, der durch eine Außeneinwirkung eingetreten ist, davon ausgeht, daß Außenstehende für die Beseitigung der Unfallfolgen verantwortlich zu machen sind.

Erstaunlicherweise verhalten sich junge Frauen häufig ganz anders als junge Männer im gleichen Alter und bei vergleichbarer Ausgangssituation, soweit sie überhaupt durch derartige Unfälle betroffen werden. Das Trauma wird auch bei bleibenden Folgen häufig ausgesprochen gut und selbstverständlich bewältigt und stellt für die weitere Lebensplanung eher einen Ansporn als eine Entmutigung dar. Der somatische Heilungsprozeß verläuft günstiger und rascher als bei männlichen Jugendlichen. Mädchen reagieren in dieser Hinsicht vergleichbar mit Jugendlichen mit hämatogener Osteomyelitis, indem sie in der Bewältigung des schweren Körperschadens eher an Selbstvertrauen und Selbstbewußtsein gewinnen und versuchen, die selbstverursachte Scharte auszuwetzen.

Zur Erklärung dieses unterschiedlichen Verhaltens bei männlichen und weiblichen Jugendlichen sollte man sich vergegenwärtigen, daß der Besitz eines Mofas, Mopeds oder Motorrades nicht nur die Fahrt zur Schule oder zum Arbeitsplatz ermöglicht, sondern ein solches Gefährt auch ein psychisch hochbesetztes, für die Erhaltung des Selbstwertgefühles notwendiges Selbstobjekt sein kann, das der Bewältigung des Pubertätskonfliktes von Abhängigkeit und Ablösung dient. In früheren Generationen trat dieser Konflikt nicht auf, weil einerseits die Jugendlichen weit früher in Selbständigkeit und Berufstätigkeit entlassen würden, andererseits die autoritär-patriarchalische Familienstruktur Anpassung und Unterordnung als selbstverständlich voraussetzte; es war schlicht undenkbar und meist ökonomisch unmöglich, daß dem Jugendlichen kostspielige Wünsche erfüllt wurden.

Demgegenüber ist der heutige Erziehungsstil viel widersprüchlicher, geprägt durch Permissivität, Verwöhnung und Fürsorge bis hin zur „overprotection“, was hinsichtlich der Lebensgestaltung und Lebensbewältigung zu einer unübersehbaren Passivität der Jugendlichen geführt hat. Die Leistungsansprüche in der

Schule und der Berufsausbildung sind in unserer hochtechnisierten Welt zwar sehr gestiegen, aber die zunehmende Wissensansammlung geht keineswegs mit einer zunehmenden Selbständigkeit einher. Meist wird der Konflikt zwischen stark und schwach, abhängig-verwöhnt und unabhängig-fordernd, ängstlich-unsicher und mutig-selbstbewußt erstmalig in der Schule sichtbar. Das Kind ist frustriert, daß es nicht alles kann und nicht alles darf wie zuhause, hinzu kommt, daß nun mit der unübersehbaren und unaufhaltsamen körperlichen Reife der Konflikt zwischen Abhängigkeit und Ablösungstendenzen nicht mehr verdrängt oder umgangen werden kann, sondern eine Lösung unabwendbar notwendig wird.

In dieser für den Jugendlichen kritischen Situation bietet sich das Mofa oder Moped als scheinbare Problemlösung an. Dieses Gefährt gibt ihm das Gefühl von Kraft, Stärke und Unabhängigkeit. Es ist damit so leicht, stark, geschickt, schnell, tapfer und tüchtig zu sein, man kann damit seinen Problemen entfliehen, es gibt immer etwas, worauf man stolz sein kann – wieviel schwerer ist das in der Schule und in der Lehre zu erreichen.

Der plötzliche Einbruch durch den Unfall, wenn ein schwerwiegender Körperschaden bis hin zur Querschnittlähmung und zum Extremitätenverlust eingetreten ist, stellt für den Betroffenen und seine Familie ein entsetzliches Ereignis dar, der ganze schöne Traum von Kraft und Freiheit ist zerronnen, unter erschwerten Bedingungen soll der Lebenskampf aufgenommen werden, dem man sich vorher schon nicht gewachsen fühlte.

Im klinischen Alltag sind solche Pateinten fast immer überaus ängstlich, extrem schmerzempfindlich und wenig einsichtig. Sehr häufig wird die Behandlung durch eine überfürsorgliche Mutter behindert, die den Sohn wieder wie ein Kleinkind behütet und verwöhnt, sich seiner förmlich bemächtigt und sicherlich nicht verstehen wird, daß sie selbst möglicherweise ein Teil des Problems ist, das zu der Katastrophe geführt hat. Nicht selten geht die mütterliche Fürsorge bis hin zur Verletzung der Intimsphäre des Jugendlichen, wenn sie ihn wegen der vermuteten Hilflosigkeit beim An- und Ausziehen, bei der Körperpflege und Benutzung von Urinflasche und Bettpfanne hilft und sich vielleicht dem Pflegepersonal aufdrängt, die Betreuung weitgehend übernehmen zu dürfen.

Bei der Aufstellung des Behandlungsplanes wegen schwerer Extremitätenverletzung mit nachfolgender chronischer Osteomyelitis bzw. infizierter Pseudarthrose ist es deshalb von großer Wichtigkeit, von Anfang an auch die psychischen Auswirkungen nicht nur der Verletzung selbst, sondern auch der Behandlung zu bedenken. Die Behandlungsmaßnahmen sollten eine frühestmögliche Mobilisierung und Eigenständigkeit herbeiführen und zum Ziel haben, daß der jugendliche Verletzte aktiv an der zukünftigen Gestaltung seines Lebens mitwirkt und auch mitwirken kann. Die optimale medizinische Behandlung liegt nicht immer im Möglichen bzw. – wie es so schön heißt – Machbaren, sondern im Sinnvollen. Im Behandlungsplan muß nicht nur die Verletzung an sich, sondern das Alter des Verletzten, seine berufliche und soziale Situation, seine intellektuellen Fähigkeiten und seine psychische Belastbarkeit Berücksichtigung finden. Vom behandelnden Arzt sollten schon sehr frühzeitig die Weichen gestellt werden, damit nicht durch zögerndes Zuwarten die somatische und auch die psychische Chronifizierung begünstigt werden.

Unter diesem Aspekt kann der Erhaltungsversuch um jeden Preis zu einem sehr fragwürdigen ärztlichen Vorgehen werden. Neue Verfahren der operativen Traumatologie machen zwar die Erhaltung einer Extremität trotz schwerer Schädigung von Knochen, Gefäßen, Nerven, Muskulatur und Haut möglich, bei einer Verletzung, die früher noch am Unfalltage notfallmäßig zur Amputation führte. Die Fortschritte in der Gefäßchirurgie und Wiederherstellungschirurgie haben dazu geführt, daß die Notwendigkeit zu einer primären Amputation nur noch in Ausnahmefällen gegeben ist.

Die Bezeichnung „Erhaltungsversuch" beinhaltet aber, daß ein solcher Versuch gelingen oder auch scheitern kann. Aber wer entscheidet darüber, wann ein solcher Erhaltungsversuch als tatsächlich gescheitert angesehen werden muß. Kann man nach einem offenen Unterschenkelbruch, der mit einer Beinverkürzung von mehreren Zentimetern, schweren Blutumlaufstörungen, weitgehender Einsteifung der Gelenke, Sensibilitätsverlust der Fußsohle und Notwendigkeit zum ständigen Tragen eines Schienenhülsenapparates überhaupt noch von erfolgreicher Behandlung sprechen? Dieser Zustand konnte nur durch zahlreiche operative Eingriffe im Rahmen eines langmonatigen Krankenhausaufenthaltes und zum hohen Preis jahrelanger Arbeitsunfähigkeit erreicht werden.

In dieser Zeit sind für den Betroffenen soziale, familiäre und berufliche Bindungen weitestgehend oder völlig verloren gegangen, er hat sich an den Zustand von Inaktivität und permanenter Versorgung gewöhnt, und besitzt weder die innere Bereitschaft, noch die früheren Möglichkeiten zur aktiven Gestaltung seines Berufes. Zur körperlichen Verkrüppelung ist die seelische Verkrüppelung bis hin zum schweren psychischen Hospitalismus hinzugekommen.

Um aus dieser Zwickmühle der Entscheidung, soll der Erhaltungsversuch mit weiteren operativen Eingriffen forgesetzt oder wegen Aussichtslosigkeit auf eine vernünftige Funktion abgebrochen werden, herauszukommen, kann es sehr sinnvoll sein, den Patienten in eine andere Klinik, z. B. auch eine Sonderabteilung für posttraumatische Osteomyelitis zu verlegen. Damit entfällt für den erstbehandelnden Arzt die schmerzliche Notwendigkeit, das bisher erreichte aber dennoch völlig unzulängliche Behandlungsergebnis durch Amputation wieder zerstören zu müssen. Dem weiterbehandelnden Arzt gelingt es viel leichter, den Betroffenen und seine Angehörigen mit Autorität von der Notwendigkeit einer

Amputation zu überzeugen, die ihm bei guter prothetischer Versorgung ein besseres berufliches, familiäres und soziales Fortkommen sichert.

Patienten mit chronischer Osteomyelitis wissen um die Rezidivgefährdung dieser Erkrankung, aber werden dadurch nicht in ihrer Lebensgestaltung beeinträchtigt. Es ist nicht die Angst vor dem Rezidiv, sondern die Erinnerung an sehr unangenehme und langwierige Behandlungsverfahren, wie z. B. eine Spül-Saug-Drainage über einen längeren Zeitraum, die die chronische Osteomyelitis zu einem Alptraum machen können. Bei der Aufstellung des Behandlungsplanes sollte auch dieser Gesichtspunkt eine Rolle spielen und Verfahren der Vorzug gegeben werden, die dem Patienten den bestmöglichen Behandlungskomfort bieten und ihm die Angst vor der Behandlung bei einem eventuellen neuerlichen Rezidiv nehmen.

Chirurgische Infektionen von Gelenken

H.-J. Patzak, K.-G. Kunze, J. Buhr

Pathophysiologische Überlegungen

Um eine schnelle und sichere Diagnostik der Gelenkinfektionen betreiben zu können, muß die Pathophysiologie dem untersuchenden Arzt vertraut sein.

Man kann zunächst die primären von den sekundären Gelenkinfektionen unterscheiden. Primäre Gelenkinfektionen treten posttraumatisch auf, sekundäre Gelenkinfektionen sind fortgeleitete Infektionen. Als Infektionsquellen kommen Infektionen der gelenknahen Knochen und Weichteile in Frage. Aus Osteitiden und Kapselphlegmonen kann sich die Infektion in ein Gelenk ebenso übertragen wie aus Bursitiden oder z. B. einer subkutanen Infektion nach Operation oder Arthroskopie.

Eine weitere Unterteilung erfolgt in exogen posttraumatische und in endogen hämatogene Infektionen. Die ersteren umfassen alle Altersgruppen. In Frage kommen offene Gelenkverletzungen, Operationen, Punktionen und Injektionen. Die endogen hämatogenen betreffen insbesondere Kinder, wobei als Infektionsquelle jeder Infektionsherd in Frage kommen kann. Als Beispiel seien hier die Nabelschnurinfektionen, die Otitis media und die Impetigo contagiosa genannt.

Die Erregerspektren lassen sich voneinander unterscheiden. Die exogen posttraumatischen Gelenkinfektionen sind in erster Linie abhängig von dem Ort der Infektion (Krankenhaus, Landwirtschaft, Metzgerverletzungen usw.). Bei den endogen hämatogenen müssen wir unterscheiden zwischen den spezifischen und den unspezifischen Gelenkinfektionen. Tuberkulose, Gonorrhoe, Brucellose oder Typhus entstehen fast immer hämatogen. Bei den unspezifischen hämatogenen Gelenkinfekten finden wir meistens Staphylokokken oder Streptokokken, die zusammen mehr als 50% der Infektionen verursachen, jedoch ist jeder andere Keim möglich. Virusinfektionen oder Pilzbefall sind seltene Ursachen.

Ist es zu einer Gelenkinfektion gekommen, so vermehren sich die Krankheitserreger intraartikulär rasch und geben Stoffwechselprodukte und Toxine ab. Dadurch kommt es zu einer Verschiebung des pH-Wertes und zu einer vermehrten Freisetzung von Flüssigkeit. Der intraartikuläre Druck steigt, die Zirkulation in den Synovialgefäßen wird gestört. Damit beginnt ein Circulus vitiosus mit Durchblutungsstörung, Hypoxie, Acidose, Permeabilitätssteigerung der Gefäße, Verstärkung des Ödems und der Drucksteigerung. Nun ist es eine Frage der Zeit, wann es zur definitiven Schädigung der Synovialmembran und des Gelenkknorpels kommt.

Aufgrund dieser Überlegungen lassen sich zwei Stadien der Gelenkinfektionen unterscheiden, die im folgenden als Entzündungsstadium und Empyemstadium bezeichnet werden.

Im Entzündungsstadium besteht noch die Möglichkeit einer Restitutio ad integrum, im Empyemstadium ist eine völlige Ausheilung nicht mehr möglich.

Eine Infektion zeigt sich mit einer Schwellung des Gelenkes, die Gelenkkonturen verstreichen. Es treten Rötung, Überwärmung und Ergußbildung auf. Im weiteren Verlauf nehmen die Schwellungen zu. Es entwickelt sich ein praller Erguß. Die Rötungen und Überwärmungen verstärken sich ebenfalls. Der Patient schont das Gelenk meistens in einer mäßigen Beugestellung. Allgemeinsymptome kommen hinzu, es entwickelt sich Fieber, und wir sehen das Bild eines kranken Patienten. Als Leitsymptom jedoch ist der Schmerz zu nennen und zwar der Schmerz, der durch den normalen postoperativen Schmerz bzw. den posttraumatischen Schmerz nicht mehr zu erklären ist oder der, wie bei hämatogenen Infektionen, zunächst keine schlüssige Erklärung findet.

Diagnostik bei Gelenkinfektionen

Anamnese

Wie bei allen Erkrankungen so steht auch bei den Gelenkinfektionen am Anfang der Diagnostik die Anamnese. Es reicht nicht aus, den Patienten berichten zu lassen. Man fragt gezielt nach früheren Entzündungen, nach Unfällen und nach Operationen, Punktionen und Injektionen. Insbesondere bei jungen Patienten ist die Suche nach einem Entzündungsfokus wichtig. Eventuell sind andere Fachgebiete, wie HNO oder Pädiatrie hinzuzuziehen.

Klinische Untersuchung

An die Anamnese schließt sich die klinische Untersuchung an, wobei die Untersuchungen bei den paarigen Gelenken immer am entkleideten Patienten stattfindet, so daß beide Gelenke sichtbar und beurteilbar sind. Es erfolgt eine genaue Inspektion, wobei auf Prellungen und Konturveränderungen zu achten ist. Rötungen und Verletzungszeichen sind ebenfalls wichtige Anhaltspunkte. Es schließt sich eine Palpation an, bei der man Fluktuationen, z. B. tanzende Patella,

Hämatome oder Abszesse findet. Ebenso lassen sich Überwärmungen oder druckschmerzhafte Regionen finden. Eine vorsichtige Funktionsdiagnostik ist nur dann möglich, wenn es der Patient bezüglich der Schmerzhaftigkeit zuläßt. Sie sollte nicht erzwungen werden. Eine Umfangsmessung ist nur als Seitenvergleich sinnvoll und als Verlaufskontrolle obsolet.

Röntgen

Röntgenaufnahmen müssen angefertigt werden. Zu fordern sind zwei Ebenen und evtl., wie beim Kniegelenk, auch noch weitere Ebenen (Frik'sche Aufnahme, Patellagleitlageraufnahmen usw.). Anhand der Röntgenbilder lassen sich knöcherne Verletzungen nachweisen. Man sieht evtl. Lufteinschlüsse in den Gelenken, die auf perforierende Verletzungen schließen lassen. Eine Ergußbildung ist z. B. beim Kniegelenk durch eine übermäßig abgehobene Patella erkennbar. Osteomyelitis und Osteolysezeichen stellen sich dar. Sollten Zweifel bei der Beurteilung bestehen, so lohnen sich manchmal Vergleichsaufnahmen des gesunden Gelenkes. Bei Fistelbildung ist eine Kontrastmittelgabe möglich, die dann einen Übertritt des Kontrastmittels in das Gelenk zeigt.

Sonographie

Die Sonographie läßt Abszesse und Hämatome in den gelenknahen Regionen finden, auch ist eine Ergußbildung bzw. Hämatombildung in dem betroffenen Gelenk mit der Sonographie faßbar, ebenso wie eine verdickte Synovialmembran.

Labor

Zur Gelenkdiagnostik und insbesondere dann auch zur Verlaufskontrolle der Erkrankungen gehören Laboruntersuchungen. Hier seien Leukozytenzahl und BSG genannt, wobei die BSG für manche Autoren den einzigen aussagekräftigen Parameter für die Verlaufskontrolle darstellt. Blutabnahmen werden deshalb alle 4–5 Tage durchgeführt.

Immunszintigraphie

Als neuere Methode steht in manchen Zentren zur Fokussuche und Lokalisation einer Entzündung die Immunszintigraphie zur Verfügung. Hier werden monoklonale Antikörper markiert und mit einer Scanner-Kamera dargestellt. Schichtaufnahmen können angefertigt werden. Eine Quantifizierung der Entzündung scheint möglich. In naher Zukunft ist durch spezielle Antikörpermarkierungen evtl. auch eine Qualifizierung des Infektes vorstellbar. Die Immunszintigraphie stellt noch keine Routineuntersuchung dar. Wiederholungsuntersuchungen sind wegen einer möglichen Allergisierung nicht zu empfehlen.

Punktion, Abstrich

Bei prallen Ergüssen gehört die Punktion zu den wesentlichen diagnostischen Möglichkeiten. Anhand des Punktates, evtl. am Geruch des Punktates, läßt sich bereits bei der Entnahme eine Aussage über eine mögliche Infektion machen. Eine Erregerbestimmung mit anschließender Resistenzbestimmung ist zwingend notwendig, so daß bei primärer Antibiotikagabe später eine eventuelle Umstellung des Antibiotikums auf den speziellen Erreger möglich ist.

Die Punktion hat aber nicht nur rein diagnostischen Sinn. Sie ist durch die Entlastung des Gelenkes schmerzlindernd und vermindert außerdem die Keimzahl. Als alleinige therapeutische Möglichkeit ist sie nicht denkbar.

Arthroskopie

Im Zeitalter der Arthroskopie bietet sich diese Möglichkeit natürlich auch als Diagnostik an. Bei der Arthroskopie läßt sich ebenso wie bei der Punktion eine Aussage über die Art des gewonnenen Punktates machen. Auch Abstriche mit Bakteriologie und Resistenzbestimmung sind natürlich möglich.

Wenn eine Arthroskopie bei einer Gelenkinfektion geplant ist, so erübrigt sich im Vorfeld natürlich die Punktion des Gelenkes. Die Arthroskopie stellt auch gleichzeitig ein wesentliches und sehr gutes therapeutisches Mittel dar, in dem nach ausgiebigem Spülen des Gelenkes evtl. ein Débridement im Sinne von Synovektomie oder Entfernen von Fremdkörpermaterial usw. durchgeführt werden kann.

Computertomographie, Magnetresonanztomographie (CT, MRT)

Diese Untersuchungsverfahren erscheinen nur in Ausnahmefällen indiziert, wie z. B. bei für den Untersucher schlecht zugänglichen Gelenken (Hüftgelenk) oder bei unklaren Zuständen. Für den Routinebefund sind sie zu teuer und aufwendig und außerdem auch entbehrlich.

Zusammenfassung

Bei jeder Gelenkentzündung handelt es sich um einen absoluten chirurgischen Notfall. In dem Wissen, daß proportional zur Zeit die Chance verspielt wird eine totale Ausheilung des Gelenkes zu erreichen, ist eine äußerst schnelle

Diagnostik und ein Überführen des Patienten zur gezielten Therapie zwingend notwendig.

Wie dargestellt, läßt sich meist schon anhand der Klinik zumindest der Verdacht auf eine Gelenkinfektion stellen, so daß aufwendige apparativ-diagnostische Maßnahmen nur in Ausnahmefällen notwendig erscheinen. Bereits nach 24 – 48 Stunden kann ein Gelenk dauerhaft geschädigt sein, so daß jeder Zeitverlust unbedingt zu vermeiden ist.

Therapie von Gelenkinfektionen

J. Feil, O. Wörsdörfer

Die bakterielle Infektion eines Gelenkes stellt eine schwere Bedrohung für die Funktion der betroffenen Gliedmaße dar. Tödliche Verläufe, die noch vor hundert Jahren in über 70% der Fälle zu beobachten waren [3], stellen heute eine Rarität dar, die Amputation der Gliedmaße ist ebenfalls seltener geworden.

Die funktionellen Ergebnisse nach verschleppten Gelenkinfekten sind alles andere als ermutigend, eine vollständige Wiederherstellung läßt sich nur in wenigen Fällen erreichen [5, 6, 7]. Entscheidend für das funktionelle Ergebnis ist der Zeitpunkt der Intervention, die sachgerechte Infektsanierung und eine frühfunktionelle Mobilisation. Demnach kommen der Frühdiagnostik und der früheinsetzenden Therapie eine zentrale Bedeutung zu, d. h. jeder akute Gelenkinfekt muß als chirurgischer Notfall betrachtet und behandelt werden.

Pathophysiologie

Aufgrund des anatomischen Baus der Gelenke können nach Burri [1] folgende Formen der Gelenkinfektion unterschieden werden.

1. Gelenkempyem
2. Kapsel-Bandphlegmone
3. Parartikuläre Infektionen (eitrige Bursitis)
4. Eitrige Osteoarthritis
5. Paraartikuläre Osteitis mit Durchwanderung in das Gelenk

In der Frühphase eines Gelenkes kommt es zunächst zur Schwellung und Hypertrophie der Synovialmembran, zu Fibrinbelegen und zum Auftreten einer zellreichen Synovialflüssigkeit. Der Aktivierung lysozymaler Enzyme folgt die Nekrose der Synovialmembran und Zerstörung der Knorpeloberfläche, womit ein Übergreifen der Infektion auf die subchondrale Spongiosa und in den Kapsel-Bandapparat mit einer Kapsel-Bandphlegmone möglich wird. In diesem Zustand sind die Veränderungen im Gelenk irreversibel, die zunehmende Vernarbung und Verlötung des Gelenkraumes führt dann zu den schweren funktionellen

Einbußen. Das bradytrophe Knorpelgewebe ist sehr empfindlich gegen Veränderungen der Synovialflüssigkeit, welche als erstes bei einem Gelenkinfekt auftreten. PH-Verschiebungen und Erhöhung des intraartikulären Druckes durch Absonderung einer zellreichen Synovialflüssigkeit verursachen eine Veränderung ihrer Zusammensetzung, die in einem Regelkreislauf zu einer pathologischen Veränderung sämtlicher Bestandteile der Synovialmembran und der Synovialflüssigkeit führt. Die bakteriellen Stoffwechselprodukte und Toxine verändern in einer früheren Phase die Zusammensetzung der Hyaluron-Säure, so daß Veränderungen in der Struktur des Knorpelkollagens eintreten. Durch den pathologischen Reiz und die Atonie der Synovialgefäße kommt es zur vermehrten Ergußbildung, die den intraartikulären Druck steigert, welche zu einer weiteren Zirkulationsstörung in den Synovialgefäßen führt. Wird zu diesem Zeitpunkt korrigierend in diesen Kreislauf eingegriffen, können die pathologischen Veränderungen noch reversibel sein, d. h. es wird eine Restitutio ad integrum möglich sein.

Bleibt dieser Zustand nur kurze Zeit unbehandelt, kommt es zum Zerfall der Zellen des hyalinen Knorpels, zur Schädigung der schützenden Knorpelschicht und zur Durchwanderung des Infektes in den subchondralen Knochen und in den Kapsel-Bandapparat. Die verschleppte Kniegelenkinfektion führt dann zur schweren Funktionseinbuße des Gelenkes. Der Übergang von der reversiblen zur irreversiblen Veränderung ist abhängig von Zeit, Art, Zahl und Virulenz der Keime. Aufgrund dieser pathophysiologischen Tatsachen ist eine sofortige Behandlung bei einem Gelenkinfekt unverzichtbar.

Stadieneinteilung und Symptome

Aufgrund der zeitlich abhängigen intraartikulären Veränderungen lassen sich nach Kuner [3] vier Stadien einteilen:

Stadium 1: Synovialis purulenta
Stadium 2: Gelenkempyem
Stadium 3: Panarthritis
Stadium 4: Chronische Arthritis.

Bei der Synovialis purulenta ist das Kniegelenk durch den Erguß stark geschwollen und überwärmt mit reflektorischer Schonhaltung im Sinne einer Entlastungsstellung in einer leichten Beugung im Gelenk. Die in dieser Frühphase eintretenden Veränderungen im Gelenk sind reversibel.

Das Gelenkempyem ist gekennzeichnet durch massive Schmerzhaftigkeit mit stärkerer Entlastungsstellung des Gelenkes in Beugung, starke periartikuläre

Schwellung und laborchemischen Infektzeichen (BSG-Erhöhung, Leukozytose, Fieber) zusätzlich zu den klinischen Entzündungszeichen (Rötung, Überwärmung).

Im Stadium 3 (Panarthritis) sind die klinischen und laborchemischen Infektzeichen noch stärker ausgeprägt, morphologisch zeigen sich intraartikulär Synovianekrosen sowie Risse und Spaltbildungen der Knorpeloberfläche. Bereits zu diesem Zeitpunkt ist mit irreversiblen Schäden im Gelenk zu rechnen.

Im Stadium 4, der chronischen Arthritis sind die Entzündungszeichen eher diskret, das Gelenk ist diffus geschwollen und deformiert, und man findet sekundäre radiologische Veränderungen im Sinne von Osteolysen und osteochondralen Nekrosen bei der operativen Revision. Klinisch kommt es zum Funktionsverlust, zur sogenannten Lötsteife des Gelenkes oder bei Befall des Kapsel-, Bandapparates zur schmerzhaften Bandinstabilität. Diese Befunde sind irreversibel und wie auch in diesem Fall trotz mehrmaligen Arthrolysen und sekundärer Tibiakopfosteotomie mit einer erheblichen Funktionseinbuße verbunden.

Therapie des Gelenkinfektes

Im Stadium 1 wird auf arthroskopischem Weg eine bakteriologische Probe aus dem Exsudat gewonnen, das Gelenk vollständig inspiziert und sämtliche Räume mit Ringer-Laktat-Lösung gespült. Verklebungen werden mit dem Taststab gelöst.

Im Stadium 2 ist man auf der sicheren Seite, wenn man zusätzlich auf arthroskopischem Weg eine Spül-Saug-Drainage installiert. Können die fibrinös eitrigen Belege arthroskopisch nicht entfernt werden, muß arthrotomiert werden.

Beim Vorliegen von Nekrosen und Abszedierungen im Bereich der Synovia wird offen oder arthroskopisch synovektomiert mit anschließender kontinuierlicher Spül-Saug-Drainage.

Im Stadium 4 ist die offene Revision mit Entfernung der Knorpel, Knorpelsequester sowie eine partielle Synovektomie und Installation einer kontinuierlichen Spül-Saug-Drainage erforderlich. Bei schwerer Zerstörung des Knorpels kommt eine primäre Arthrodese in Frage.

An Drainagen werden mindestens drei verwendet, wobei ein zuführendes Drain der Größe Ch. 12 an die tiefste Stelle plaziert wird und die beiden abführenden dickeren Drainagen der Größe Ch. 16 mit einem kontinuierlichen Sog von 0,02 bar abgeleitet werden. Die Spüldrainage muß genau überwacht werden, Ein-

und Ausfuhr werden bilanziert, Verstopfungen müssen durch Manipulation, Sog oder Anspülen behoben werden. Es empfiehlt sich die Spülrichtung bei Schwierigkeiten zu ändern. Die Austrittsöffnungen der Drainagen müssen sorgfältig gepflegt werden, täglich Verbandswechsel unter aseptischen Bedingungen ist erforderlich.

Je nach Gelenk wird zwischen 2 und 10 Litern pro 24 Stunden gespült, bei reizlosen lokalen Verhältnissen und klarer steriler zurückgewonnener Spülflüssigkeit kann die Spülung abgesetzt werden und die Spüldrainage in eine Saug-Drainage umgewandelt werden. Nach weiteren 2 Tagen können die Drainagen bei unauffälligen Befunden und negativem Keimabstrich aus der Sekretflüssigkeit entfernt werden.

Bei Persistenz oder Wiederaufflackern des Infektes ist eine erneute Revision unumgänglich, wobei in diesen Fällen ein ausgiebiges Debridement mit Synovektomie und erneuter Spül-Saug-Drainage erforderlich ist.

Als Spülflüssigkeit dient Ringer-Laktat-Lösung, Natriumchloridlösung ist sowohl für die initiale Spülung als auch für die kontinuierliche Saug-Spül-Drainage abzulehnen, da Kochsalzlösung einen zytotoxischen Effekt auf die Knorpelzellen hat [2]. Der Zusatz von Antibiotika in den Spüllösungen ist umstritten, wir halten ihn für nicht indiziert, da diese pH-Verschiebungen der Flüssigkeit hervorrufen, die wiederum zu einer Schädigung der Zellmembran und des Knorpels führen [4]. Zusätze von Desinfektionsmittel führen zu Synovia- und Knorpelnekrosen und sind daher verboten.

Systemische Antibiotikagabe erfolgt sofort nach Exudatentnahme mit einem Staphylococcus aureus sensiblen Breitbandantibiotikum bis zum Erhalt des Antibiogramms, danach hochdosierte resistenzgerechte Antibiotikatherapie. Im Stadium 1 bis zu 10 Tage, im Stadium 2 und 3 bis zu 12 Wochen.

Bereits am ersten postoperativen Tag kann bei noch liegender Spül-Saug-Drainage mit der kontinuierlichen Bewegungstherapie auf der Bewegungsschiene begonnen werden, wobei beginnend mit 2 × 15 Minuten täglich, Dauer und Intensität gesteigert werden können.

Experimentelle Untersuchungen von Salter [6] haben gezeigt, daß durch frühe passive Bewegungen der Gelenke reparative Vorgänge am Knorpel induziert werden.

Kommt es unter der früh einsetzenden Bewegungstherapie durch die mechanische Irritation zum Wiederaufflackern des Infektes sollte das Gelenk kurzfristig ruhiggestellt und weiter gespült werden. Nach Entfernen der Drainagen bei negativem Keimabstrich und blanden klinischen Verhältnissen wird die Bewegungstherapie mit der Elektroschiene gesteigert und durch aktive Bewegungsübungen unterstützt.

Nach Absetzen der passiven Bewegungsübungen kommt es nach etwa 3–4 Wochen zu einem Stillstand der Beweglichkeit, welche durch intensiven Gebrauch der Extremität und durch weitere Intensivierung der aktiven krankengymnastischen Übungsbehandlung wieder aufgeholt wird.

Ergebnisse

Bei der frühzeitigen Behandlung eines Gelenkinfektes werden durchweg gute bis zufriedenstellende Ergebnisse erzielt.

Die Auswertung von 36 Patienten 1 bis 6 Jahre nach der operativen Behandlung eines Kniegelenkinfektes hat gezeigt, daß 17 Patienten ein sehr gutes Ergebnis mit seitengleicher, freier Beweglichkeit, ohne Arthrosezeichen und subjektiver Beschwerdefreiheit zeigten. 12 Patienten konnten mit einer leichten Bewegungseinschränkung unter 20%, Arthrosezeichen im Röntgenbild und subjektiv gutem Ergebnis in die Gruppe „GUT“ eingestuft werden. 7 Patienten zeigten ein schlechtes Ergebnis mit starker Bewegungseinschränkung, starker Arthrose und subjektiv schlechtem Ergebnis, so daß jeweils eine Arthrodese erforderlich war. Analysiert man bei diesen 36 Patienten den Beginn der Behandlung, so zeigt sich, daß bei 17 sehr guten Ergebnissen 15mal der Behandlungsbeginn in den ersten Tagen, also eine frühzeitige Behandlung war, während bei den 12 guten Ergebnissen bereits bei einem Drittel eine verzögerte Behandlung eingesetzt hat. Die schlechten Ergebnisse sind ausnahmslos nach verzögertem Behandlungsbeginn aufgetreten (Tab. 1). Der Funktionsgewinn, der durch geschlossene oder offene Mobilisation erzielt wird, ist bei posttraumatischen Knieeinsteifungen bedeutend größer als bei postinfektiösen (Abb. 1).

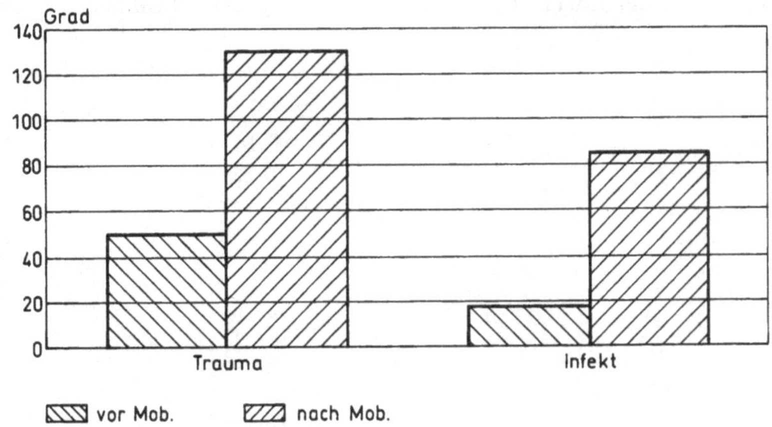

Abb. 1 Funktionsgewinn durch Mobilisation.

Tabelle 1 Funktionelle Langzeitergebnisse nach der operativen Behandlung des Kniegelenks

Behandlungsbeginn	1.–7. Tag	nach 8. Tag
sehr gut/gut	23	5
mäßig/schlecht	0	7

Nur bei der sehr frühen Erkennung des Infektes und sofortiger planmäßiger chirurgischer Therapie mit einer intensiven postoperativen Übungsbehandlung können Gelenkinfekte ohne Funktionseinbuße zur Abheilung gebracht werden.

Literatur

[1] Burri, C.: Posttraumatische Osteitis. Huber, Bern – Stuttgart – Wien 1979.

[2] Kallenberger, A., W. Roth, M. Ledermann: Experimentelle und bakteriologische Untersuchungen zur Wahl des Spülmittels für die antibakterielle Spüldrainage. In: G. Hierholzer, J. Rehn (Hrsg.): Die posttraumatische Osteomyelitis. Schattauer, Stuttgart – New York 1969.

[3] Kuner, E. H., J. H. U. Thürc, I. von der Lippe: Zur Diagnostik der akuten Kniegelenkinfektion. Unfallchirurgie *13* (1987) 249.

[4] Lob, G.: Lokale Antibiotikatherapie bei Knochen-, Gelenk- und Weichteilinfektionen. Chirurg *56* (1985) 546.

[5] Paar, O., P. Bernett: Die Therapie der Gelenkinfektion nach Weichteileingriffen am Kniegelenk. Unfallheilkunde *86* (1983) 489.

[6] Salter, R. B., D. F. Simmonds, B. W. Malcolm et al.: The biological effect of continuous passive motion of the healing of full-thickness defects in articular cartilage. J. Bone Jt. Surg. *62 A* (1980) 1232.

[7] Zifko, B.: Die funktionelle Knieempyembehandlung. Unfallheilkunde *87* (1984) 479.

Infektionen der Hand

K.-G. Kunze

Einleitung

Die Hand ist ein außerordentlich wichtiges und diffiziles Organ, sie ist ein unnachahmliches Instrument. Da sie meist unbekleidet ist, ist sie häufig nach Verletzungen Eintrittspforte von Infektionserregern, die zu lokalen Infektionen führen können, aber auch von ihrer Eintrittspforte aus streuend den gesamten Körper in Mitleidenschaft ziehen können. Eintrittspforten sind dabei auch kleinste Verletzungen, die von Patienten selber häufig nicht bemerkt werden. Im folgenden sollen lediglich die lokalen Infektionen besprochen werden.

In den allermeisten Fällen handelt es sich um unspezifische Infektionen durch Staphylokokken. Wir unterscheiden dabei zwischen sub- und intrakutanen Infektionen, subfaszialen Infektionen, Sehnenscheideninfektionen, Infektionen der Knochen und Gelenke (Tab. 1). Die wichtigsten Behandlungsgrundsätze bei Infektionen der Hand sind seit langer Zeit unverändert:

- frühzeitiges und ausreichendes Eröffnen des Infektionsherdes, um jeglichem Sekret einen umgehenden und vollständigen Abfluß zu verschaffen,
- konsequente Ruhigstellung der befallenen Gliedmaße bis zum Abklingen der akuten Entzündung, danach eine krankengymnastische Behandlung, um ein Einsteifen der Gelenke zu verhindern, Reinigungsbäder vom 4. oder 5. Tag an.

Gleichzeitig mit der chirurgischen Therapie ist eine antibiotische Therapie durchzuführen. Wenn keine Keimaustestung vorliegt, ist Penizillin weiterhin das Mittel der Wahl. Bei penizillinresistenten Staphylokokken kommen in erster Linie Cephalosporine zur Anwendung.

Die operative Eröffnung einer Handinfektion ist kein Eingriff der nebenher und eben mal schnell durchgeführt werden kann. Aufgrund der diffizilen Anatomie der Hand ist hier eine penible Vorbereitung erforderlich. Eine Infiltrationsanästhesie ist zur Durchführung eines solchen Eingriffes nicht erlaubt, da die Infektionserreger durch die erweiterten Lymphspalten sich weiter ausbreiten können.

Tabelle 1 Eitrige Infektionen der Hand

	Hohlhand	Finger	Fingerendglied
kutane und subkutane Eiterung	eitrige Schwiele, Interdigital-phlegmone	Panaritium cutaneum u. subcutaneum	Paronychie, Panaritium subunguale
		Kragenknopfpanaritium	
subfasciale Eiterung	subfasciale Eiterung am Handrücken, tiefe Hohlhandphlegmone, tiefe Thenar- u. Hypothenarinfektion		
Sehnenscheideninfektionen	Panaritium tendinosum, Sehnenscheidenphlegmone, V-Phlegmone		
Knochen- und Gelenkinfektionen		Panaritium ossale, Panaritium articulare, Osteomyelitis, Gelenkempyem	

Leitungsanästhesien sind erlaubt, wenn sie weit genug entfernt vom Infektionsherd durchgeführt werden, Oberst's Leitungsanästhesien also nur bei begrenzten Infektionen im Bereich der Fingerendglieder. Hohe Leitungsanästhesien sind zu empfehlen. Eine Allgemeinnarkose wird nur selten erforderlich sein. Zur Operation soll keine Blutleere angelegt werden, um die Keime durch das Auswickeln der Extremität nicht zu verschleppen, allenfalls eine Blutsperre.

Schnittführung

Die Schnittführung richtet sich nach den handchirurgischen Prinzipien und sollte so gewählt werden, daß der Infektionsherd auf kürzestem Wege erreicht und freigelegt wird. Es dürfen aber durch die Schnittführung keine zusätzlichen Schäden gesetzt werden, insbesondere nicht an den Gefäßen und Nerven. Dazu ist vor Beginn der Operation eine möglichst exakte Festlegung des Infektionszentrums durchzuführen (Abb. 1).

Dieses geschieht im allgemeinen durch Bestimmung des Punktes der höchsten Druckschmerzhaftigkeit, z. B. mit einer Knopfsonde. Dieses muß nicht unbedingt auch der Punkt der maximalen Schwellung sein. So kann beispielsweise eine Hohlhandphlegmone wegen der dort befindlichen straffen Faszien das Relief der Hohlhand relativ geringfügig verändern, auf dem Handrücken jedoch ein großes Ödem hervorrufen und den Ort der Infektion dort vortäuschen. Der

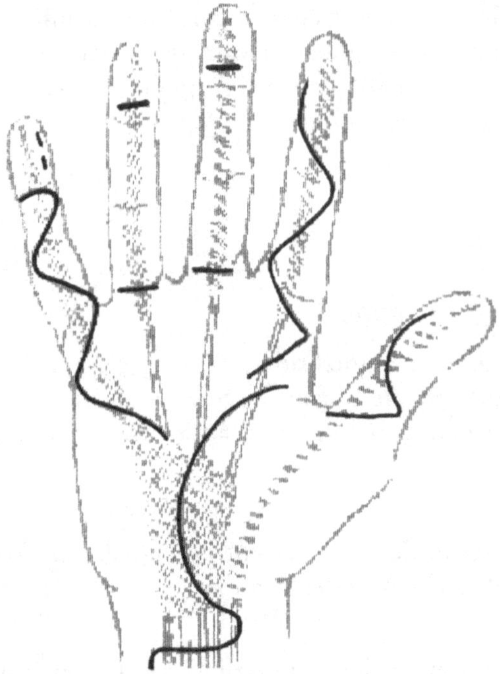

Abb. 1 Schnittführung in der Hohlhand. Die eingezeichneten, kurzen Quereninzisionen in den Fingerendgliedbeugefalten sowie in den Beugefalten der Fingergrundgelenke und am Handgelenk sind als Zugang zu den Sehnenscheidensäcken bei Sehnenscheidenphlegmonen geeignet. Am Daumen und am Kleinfinger ist die Spülbehandlung des gesamten, bis über das Handgelenk reichenden jeweiligen Sehnensackes erforderlich [4].

Fischmaulschnitt an der Fingerkuppe sollte wegen des entstehenden Sensibilitätsverlustes nicht mehr durchgeführt werden.

Bei der Inzision soll nicht nur sämtlicher Eiter entfernt werden, es müssen auch alle Nekrosen mit ausgeräumt werden. Die Operation muß also gründlich und ohne Kompromisse erfolgen. Intraoperativ ist ein Abstrich zwingend erforderlich, um den Keim zu bestimmen und um ein Antibiogramm durchzuführen für eine gezielte antibiotische Behandlung.

Der angelegte Verband soll so gestaltet sein, daß das Wundsekret einen ungestörten Abfluß finden kann, Tamponaden sind keinesfalls durchzuführen.

Wie bereits oben aufgeführt, ist anschließend eine Ruhigstellung des betreffenden Abschnittes erforderlich mit täglichen Kontrollen von Verband und Wunde. Nach 4–5 Tagen können die ersten Reinigungsbäder der Hand durchgeführt werden und nach Abklingen der akuten Entzündung die krankengymnastische Behandlung.

Wird der Umfang der Infektion nicht richtig eingeschätzt und der Infektionsherd nur unzureichend eröffnet, kann es zur Infektion und zur Zerstörung weiterer Gewebeanteile kommen, eine Komplikation, die bei sorgfältiger und konsequent durchgeführter Therapie meistens vermeidbar ist.

Lokalisation der Infektion

1. Panaritien

Hier handelt es sich um eine eitrige Infektion der Finger, sehr häufig der Fingerendglieder. Klinisch bestehen die allgemein bekannten und eindeutigen Entzündungszeichen, wie Schwellung, Rötung und ausgeprägte Schmerzhaftigkeit. Wir unterscheiden dabei ein

kutanes Panaritium

welches eine oberflächliche sich in der Hautschicht befindliche Infektion darstellt. In den tiefer gelegenen Schichten findet sich das

subkutane Panaritium

Bei der Eröffnung dieser Infektion ist der Wundgrund penibel zu inspizieren. Als Sonderform findet sich nicht selten ein sogenanntes

Kragenknopfpanaritium

bei dem ein tiefer gelegener Eiterherd mit einem oberflächlich gelegenen Eiterherd nur durch einen schmalen Gang in Verbindung steht. Dabei kann der tiefer gelegene Herd auch bis in das Gelenk hinreichen als

Panaritium articulare

oder auch in die Sehnenscheide reichen als

Panaritium tendinosum.

Man muß es nahezu als Kunstfehler ansehen, wenn bei der Spaltung eines oberflächlichen Panaritiums diese tiefer gelegenen Abszeßherde übersehen und nicht korrekt behandelt werden.

Die chirurgische Behandlung richtet sich nach den oben beschriebenen Grundsätzen. Es ist eine vollständige Eröffnung der Abszeßhöhlen erforderlich mit Ruhigstellung des Fingers und gezielter antibiotischer Behandlung.

2. Paronychie

Hierbei handelt es sich um eine spezielle Form des Panaritiums mit einer Infektion des Nagelbettes und einer Schwellung und Rötung im Bereich des Nagelwalles. Hier kann bei noch nicht ausgeprägter Entzündung und nicht eindeutiger Fluktuation zunächst ein konservativer Behandlungsversuch mit Ruhigstellung, Gabe von Seidenverbänden und Antiphlogistika begonnen werden. Wenn nach 12–24 Stunden keine Besserung eintritt, muß auch hier eine Öffnung des Eiterherdes erfolgen, um dem Eiter Abfluß zu verschaffen.

3. *Sehnenscheidenphlegmone*

Hierbei handelt es sich um eine besonders schwerwiegende Erkrankung für die Hand. Sie entstehen nicht selten durch Fortschreiten der Infektion aus der Umgebung heraus, möglicherweise bei einem nicht erkannten oder nicht korrekt behandelten Kragenknopfpanaritium. Klinisch fällt ein sehr starker Druckschmerz im Verlauf der Sehnenscheiden auf und die schmerzhafte Einschränkung der Beweglichkeit des betroffenen Fingers. Nicht selten kommt es auch bei Verletzung des Daumens zu einem Befall der radialen Beugesehnenscheide, über eine Verbindung dieser mit der ulnaren Sehnenscheide in Höhe des Handgelenkes zu der gefürchteten V-Phlegmone. Dabei kann der Eiterungsprozeß auch rasch auf den Unterarm übergreifen. Es handelt sich dabei um eine Situation, in der eine stationäre Behandlung durchgeführt werden sollte.

Bei der Freilegung der infizierten Sehnenscheide ist erforderlich, daß nach Entfernen sämtlichen Eiters und nekrotischen Materials eine Saug-Spül-Drainage eingelegt und die Wunde über diese Saug-Spül-Drainage nur mit einigen wenigen lockeren adaptierenden Nähten verschlossen wird. Bei dieser Revision sind unbedingt auf die Nerven und Gefäße zu achten, sie sind hochgradig gefährdet.

4. *Gelenk- und ossäre Infektionen*

Die nicht weniger problematische Gelenkinfektion wird behandelt wie in der übrigen Traumatologie durch Sanierung des Herdes, antibiotische Behandlung und Ruhigstellung bis zum Abklingen der Infektion. Oftmals muß der Kapselapparat des Gelenkes partiell entfernt werden. In jedem Falle ist eine Ruhigstellung in einem Oberarmgips erforderlich mit systemischer Antibiotikagabe. Auch bei diesen Patienten ist eine stationäre Behandlung unumgänglich.

Bei der Knocheninfektion werden ebenfalls die Grundsätze der allgemeinen Traumatologie berücksichtigt, der befallene Knochenherd muß vollständig ausgeräumt werden und entweder mit einem Antibiotikum aufgefüllt werden, den sogenannten PMMA-Ketten, oder auch mit Sulmycinschwämmen. Zu einem späteren Zeitpunkt nach Abklingen der Infektion muß der Defekt dann durch Auffüllen mit Spongiosa wieder geschlossen werden.

Bei den tiefen Infektionen der Hohlhand, des Handrückens und des Unterarms sind im wesentlichen die gleichen Grundsätze zu beachten. Sie sind häufig Folge eines nicht erkannten oder unzureichend behandelten Panaritiums oder Schwielenabszesses, können aber auch als Folge einer Fremdkörpereinsprengung auftreten.

Klinisch fällt die ausgeprägte Schmerzhaftigkeit auf und vor allem die typische Schwellung des Handrückens, auch bei Infektionen der tiefen Hohlhand, da ein Durchbruch des Abszesses in der Hohlhand durch die Palmaraponeurose kaum stattfindet, sondern sich der Abszeß um das Ödem im wesentlichen zum Handrücken hin ausdehnt.

Bei der chirurgischen Behandlung muß der Infektionsherd ausreichend eröffnet werden, unter Berücksichtigung der Funktionsgebilde der Hohlhand, ggf. mit einer Gegeninzision am Handrücken und Einlegen von Laschen. In jedem Fall ist eine Ruhigstellung in einem Oberarmgips erforderlich sowie eine stationäre Überwachung des Patienten. Die Komplikation einer allgemeinen Sepsis darf niemals unterschätzt werden.

Spezifische Infektionen

Bei den spezifischen Infektionen ist heute in erster Linie an das Erysipel zu denken, welches heute seltener vorkommt und durch Streptokokken verursacht wird. Eine Reihe spezieller Infektionen stellen ausgesprochene Seltenheiten dar. Wir unterscheiden zwischen speziellen bakteriellen Infektionen, wie Milzbrand, hervorgerufen durch Bazillus anthracis, Brucellosen, Erysipeloid oder Schweinerotlauf, dem Gasbrand und dem Tetanus, Virusinfektionen, Protozoeninfektionen und Pilzinfektionen.

An Virusinfektionen ist das Herpes simplex bekannt, das Katzenkratzgranulom oder der Melkerknoten.

Protozoeninfektionen kommen in den hiesigen Breiten so gut wie nicht vor. Häufiger dagegen sind Pilzinfektionen, sowohl Dermatomykosen als Aktinomykosen. Bezüglich dieser Infektionen wird auf entsprechende spezielle Literatur verwiesen [3].

Zusammenfassung

Infektionen der Hand, insbesondere die eitrigen Infektionen der Hand, stellen immer eine sehr ernst zu nehmende Situation dar. Die Behandlung dieser Infektionen sollte unter optimalen Bedingungen, im Zweifelsfall unter stationären Bedingungen erfolgen. Bei Ausräumung eines Eiterherdes sollte der erste Eingriff gründlich und radikal erfolgen, der erste Eingriff sollte auch der letzte sein. Eine antibiotische Therapie ist immer von Nöten.

Literatur

[1] Baumgartl, F., K. Kremer, W. Schreiber: Spezielle Chirurgie für die Praxis, S. 693 ff. Thieme Verlag, Stuttgart 1976.

[2] Engelhardt, G. H.: Unfallheilkunde für die Praxis, S. 355–359. Walter de Gruyter, Berlin – New York 1984.

[3] Nigst, H., D. Buck-Gramcko, H. Millesi: Handchirurgie. Thieme Verlag, Stuttgart 1981.

[4] Zeumer, G.: Praxis der Handchirurgie in Operationsskizzen, S. 302–323. J. A. Barth 1982.

Weichteilinfektionen – Typ, Erregerspektrum, Therapie

K. Schwemmle

Einleitung

Die Geschichte der Infektionen ist eine Geschichte der Irrungen, der Enttäuschungen und der erfolglosen Behandlung mit einer extrem hohen Sterblichkeit. Selbst kleine Wunden, erst recht Kriegsverletzungen bedeuteten für über die Hälfte der Betroffenen den sicheren Tod. Noch im Krim-Krieg starben in der Etappe trotz Bemühungen einer Florence Nightingale an Infektionen mehr Soldaten als auf dem Schlachtfeld. Als die Bedeutung der Kontaktinfektionen 1847 von Semmelweis klar erkannt, allerdings nicht von ihm selbst publiziert wurde, war die Zeit noch nicht reif für diese bahnbrechende Erkenntnis, obwohl ein Jahr vorher mit Einführung der Narkose die Voraussetzungen für operative Eingriffe ohne Zeitdruck geschaffen worden waren.

Der junge Virchow glaubte noch 1849 an chemische Kontagien, die für den Wundbrand verantwortlich seien. Auch 25 Jahre später war er noch nicht von der ursächlichen Bedeutung der Bakterien überzeugt. Um die gleiche Zeit, also fast 30 Jahre nach Semmelweis, bekannte Thiersch: „Mein Herz zieht mich zu den Bakterien, aber mein Verstand sagt mir warte noch." Der berühmte Billroth gehörte ebenfalls zu den Zweiflern.

Erst die Arbeiten von Robert Koch der 70er Jahre des letzten Jahrhunderts brachten dann den endgültigen Durchbruch zum Segen für Millionen von Patienten.

Die Erreger von Weichteilinfektionen

Nach wie vor einer der häufigsten Erreger sind grampositive Staphylokokken mit *Staphylococcus aureus* als Hauptvertreter. Der *Staphylococcus epidermidis* galt früher als apathogener Schmarotzer an der Hautoberfläche. Inzwischen erlangte er eine nicht unbeträchtliche Bedeutung bei infizierten Venenkathetern und anderen implantierten Fremdkörpern. Gegen Antibiotika ist er wegen seiner Fähigkeit zur Schleimbildung relativ gut geschützt, so daß manche klassische und gegen Staphylokokken wirksame Antibiotika bei Staphylococcus epidermidis in ihrer Wirkung begrenzt bleiben. Von Fosfomycin und Vancomycin darf man sich die beste Wirkung erwarten.

Von den Streptokokken ist der *Streptococcus pyogenes* Erreger für das Erysipel, die Impetigo, für viele Fälle von Angina tonsillaris und für Phlegmonen. Obwohl Streptokokken gut auf Beta-Laktam-Antibiotika reagieren, ist die postoperative *Streptokokkensepsis* eine gefürchtete postoperative Komplikation mit hoher Letalität.

Clostridium perfringens, ein grampositiver Anaerobier und Sporenbildner kommt wie die Tetanusbazillen ubiquitär in Erde und im Straßenstaub vor. Clostridien verursachen mit ihren Ektotoxinen Ödeme und Muskelnekrosen und bilden durch Fäulnis von Eiweiß Gase. Wegen der lokalen Veränderungen, insbesondere den Myonekrosen erreichen Antibiotika den Infektionsherd nicht in ausreichender Konzentration, obwohl die Gasbranderreger gut auf Penizillin ansprechen. Eine Antibiotikatherapie muß daher obligat mit einer ausreichenden chirurgischen Behandlung kombiniert sein.

Die gramnegativen nicht sporenbildenden Bacteroides-Arten mit dem Hauptvertreter Bacteroides fragilis, Fusobakterien und die grampositiven anaeroben *Peptokokken* (anaerobe Staphylokokken) und *Peptostreptokokken* (anaerobe Streptokokken) gehören zur normalen Flora der Mundhöhle, des Magen-Darm-Kanals und des weiblichen Genitaltrakts. Diese Keime werden dann aktiv wenn durch aerobe gramnegative Stäbchen, vor allem durch *Escherichia coli*, lokale Gewebsschäden mit Nekrosen und Thrombosen von kleinen Gefäßen mit entsprechenden Durchblutungsstörungen ausgelöst und damit besonders günstige Wachstumsbedingungen für anaerobe Keime geschaffen worden sind. Kombinierte Infektionen mit aeroben und mit anaeroben Erregern gehören zu den besonders gefährlichen Weichteilinfektionen, die sich rasch ausbreiten und in fortgeschrittenen Stadien auch mit potenten Antibiotika kaum mehr zu behandeln sind.

Pseudomonas aeruginosa ist in der Regel kein Primärerreger von Infektionen. Als Keim, der Feuchtigkeit bevorzugt, siedelt er sich aber rasch auf Oberflächenwunden und in infizierten Höhlen an und wird vor allem auf Intensivstationen zum Problemkeim.

Wirkungen der Infektionserreger

Die Erreger von Weichteilinfektionen verfügen über ein ganzes Arsenal von Waffen, mit dem sie den überfallenen Organismus schädigen, vor allem Ektotoxine und Endotoxine.

Tabelle 1 Exoenzyme der wichtigsten Erreger von Weichteilinfektionen

Streptokokken:	Hyaluronidase Streptokinase Hämolysine Streptolysin Desoxyribonuklease
Staphylokokken:	Hyaluronidase Koagulase Katalase Lipase Staphylokinase
Clostridien:	Hyaluronidase Neuraminidase Kollagenase Lezithinase Hämolysine
Pseudomonas:	Elastase
Bact. fragilis:	Heparinase zellwandgebundene proteolytische Enzyme

Unter *Ektotoxinen* versteht man Enzyme, die von den Keimen abgegeben werden und zur Hämolyse führen, zur Auflösung von Kollagen und anderen Eiweißsubstanzen und zur Bildung von Nekrosen. Ohne Anspruch auf Vollständigkeit sind in der Tab. 1 Exoenzyme der wichtigsten Erreger von Weichteilinfektionen aufgeführt.

Bei den *Endotoxinen* handelt es sich um Lipopolysaccharide, die bei der Zerstörung gramnegativer Bakterien, insbesondere von Escherichia coli frei werden. Diese Elemente der Zellwand schädigen die Zellen des retikuloendothelialen Systems sowie andere zirkulierende und ortsständige Zellen des Organismus, außerdem das Komplement- und Kininsystem, sowie das Gerinnungssystem.

Darüber hinaus setzen gramnegative Keime *Mediatoren* frei wie Pyrogene, biogene Amine, Kinine und Faktoren des Gerinnungs- und Komplementsystems. Dadurch kommt es zum Anstieg der Körpertemperatur, zur Vasodilatation mit Blutsequestration und Verminderung des venösen Rückstromes, sowie zur Aktivierung der Gerinnung und der Fibrinolyse. Die Gerinnungsstörung, die letztlich in eine ausgeprägte Verbrauchskoagulopathie mündet, verursacht schließlich einen manifesten Schock, wobei sich die Schockfolgen an der Lunge besonders deletär auswirken (Arterielle Hypoxaemie infolge von Mikrothromben, Ödem, Verlängerung der Diffusionsstrecke und Eröffnung arteriovenöser Kurzschlüsse).

Infektionsabwehr

Der Organismus besitzt eine ganze Reihe von humoralen und zellulären Mechanismen zur Abwehr des aggressiven Arsenals der Infektionserreger. Zunächst lagern sich an Bakterien und abgestorbenen Zellen Immunglobuline und Komplementfaktoren an. Durch diesen als Opsonierung bezeichneten Vorgang werden die Keime für die Phagozytose durch Makro- und Mikrophagen erkennbar gemacht. Nach der Phagozytose werden intrazellulär die Lipidmembrane der Bakterien durch freie Radikale zerstört und der Zellinhalt durch proteolytische Enzyme verdaut. Diese Vorgänge setzen eine ungestörte Sauerstoffversorgung voraus.

Die aus den Proteinen entstandenen Peptide werden von den Phagozyten den T-Lymphozyten präsentiert, und der dadurch entstehende Komplex stimuliert seinerseits B-Zellen zur Umwandlung in Plasmazellen, die dann spezifische Immunglobuline sezernieren.

Zwischen Makrophagen und Mikrophagen besteht ein Rückkopplungsmechanismus insofern, als von den Makrophagen abgegebenes Interleukin 1 und Tumornekrosefaktor die neutrophilen Granulozyten aktivieren.

Die Entsorgung von Bakterien und abgestorbenen Zellen wird begleitet und ergänzt durch eine Stimulation von Fibroblasten. Die Fibroblasten ihrerseits produzieren Kollagen zunächst in löslicher Form, das anschließend in Kollagenfasern umgewandelt wird.

Diese Abwehrmechanismen werden von Zellwandbestandteilen und Toxinen der Infektionserreger inhibiert: Hemmung der Opsonierung und der Immigration von Leukozyten, Behinderung der Phagozytose und der Bakteriolyse der phagozytierten Keime. Zusätzlich kommt es durch Entwicklung eines Gewebsödems zum lokalen Sauerstoffmangel.

Wie bei jedem Krieg ist es vorrangig ein Mengenproblem, ob die aggressiven Faktoren der Bakterien oder die Abwehrstrategien des Organismus die Oberhand behalten. Zur Entstehung einer Infektion sind etwa 10^5 bis 10^6 Organismen erforderlich. Diese Zahl sinkt allerdings um mehrere Zehnerpotenzen, wenn wegen Durchblutungsstörungen oder durch die Anwesenheit von Fremdkörpern die Abwehrmöglichkeiten behindert sind.

Der Schweregrad einer Weichteilinfektion wird weiter durch die Virulenz der Erreger, ihre mögliche primäre Resistenz gegen die ausgewählte antibiotische Therapie und durch einen die Durchblutung störenden Weichteilschaden bestimmt. Besonders ungünstig wirkt sich aus, wenn die humorale und zelluläre Immunität schon vor der Infektion gestört war (*primäre Immundefekte* z.B. infolge eines Antikörpermangelsyndroms, einer Thymusdysplasie oder einer T- und B-Zelleninsuffizienz wegen Stammzellendefekten).

Sekundäre Defekte des Immunsystems entstehen durch immunsuppressive Behandlung, durch eine Bestrahlung, durch die Splenektomie. Maligne Erkrankungen können verantwortlich für eine inadäquate Immunantwort und für ein sekundäres Antikörpermangelsyndrom sein. Eiweißverluste über die Niere und den Darm sowie über größere Verbrennungsflächen können ebenfalls ein Antikörperdefizit bewirken, das nicht rasch genug ersetzt werden kann.

Systematik der Weichteilinfektionen

Zur infektiösen Zellulitis, durch die lokale und meist oberflächliche Ausbreitung der Infektion ohne oder mit nur geringen Einschmelzungen gekennzeichnet, zählen das Erysipel, das Erysipeloid und die Phlegmone. Diese Infektionen werden überwiegend durch Streptokokken verursacht.

Ulzeröse Weichteilinfektionen sind relativ selten. Beim *Ekthym* handelt es sich um ein von schwärzlichen Krusten bedecktes Ulkus mit ausgestanztem Rand, meist am Unterschenkel lokalisiert und durch hämolysierende Streptokokken verursacht. Das *Pyoderma gangraenosum* entwickelt sich meist bei Patienten mit einer Systemerkrankung oder mit einer Colitis ulcerosa. Als Ursache wird ein allergischer Prozeß diskutiert. Die *Noma* finden wir besonders häufig bei Kindern nach Infektionskrankheiten, sowie bei Typhus abdominalis und Stomatitis ulcerosa.

Zu den *abszedierenden Infektionen* gehören die klassischen Staphylokokkeninfekte: Abszeß, Furunkel, Karbunkel, Hidradenitis suppurativa, früher als Schweißdrüsenabszeß bezeichnet, und die Panaritien. Eiter besteht zwar überwiegend aus abgestorbenen Leukozyten, aber in dieser Nekrosensuppe finden Infektionserreger einen idealen Nährboden, in dem sie sich rasch vermehren und in die Umgebung ausbreiten können. Hinzu kommen hochtoxische Inhaltsstoffe aus den abgestorbenen neutrophilen Granulozyten.

Das Ausmaß von *gangränösen Entzündungen* wird oft unterschätzt, da sie sich unter einer relativ intakt erscheinenden Haut in den tiefen Gewebsschichten, also in der Subkutis, entlang den Faszien und beim Gasbrand vor allem in den Muskellogen rasch ausbreiten. Die *Streptokokkengangrän* als postoperative Komplikation wurde bereits erwähnt. Sie ist besonders gefährlich, wenn sie sich nach einer Laparotomie innerhalb der Bauchhöhle ausbreitet und sich kaum durch lokale Symptome, sondern durch ein systemisches Erscheinungsbild ausweist, also durch Fieber und einen rasch progredienten Schock.

Der *Gasbrand* wird zu 80% durch Clostridium perfringens, in den restlichen Fällen durch andere Spezies verursacht. Mindestens ebenso gefährlich sind aerobe-anaerobe Mischinfektionen, die sich als *nekrotisierende Fasziitis* oder als *progressive Gangrän* manifestieren. Ohne Behandlung entsteht sehr rasch eine Sepsis, die über eine Leberschädigung zum Ikterus und zu generalisierten septischen Metastasen führt. Der unangenehme Geruch entsteht nicht durch Kolikeime, sondern durch die Beteiligung der Anaerobier. Ein dunkel verfärbtes hämorrhagisches Exsudat ist hoch verdächtig auf eine anaerobe Mischinfektion und sollte immer Anlaß zur sofortigen chirurgischen Intervention mit großzügiger Eröffnung der befallenen Gewebsspalten und ohne Rücksicht auf kosmetische Gesichtspunkte sein. Da die Infektionserreger meist dem Darm und dem weiblichen Genitaltrakt entstammen, entstehen die gangränösen Mischinfektionen am häufigsten in der Anogenitalgegend und werden dort als Fournier-Gangrän bezeichnet. Nur mit sehr radikalen Exzisionen und Inzisionen besitzen die betroffenen Patienten eine Überlebenschance.

Therapie

Bei Abszessen, Furunkeln und Karbunkeln steht die *chirurgische Therapie*, also die Eröffnung bzw. die Exzision ganz im Vordergrund. Eine zusätzliche Antibiose ist unnötig und fehlerhaft. Eine bekannte Ausnahme stellen Abszesse und auch infizierte Bißverletzungen in der oberen Gesichtsregion dar, die unbedingt einer antibiotischen Behandlung bedürfen. Bei den infektiösen Zellentzündungen genügt in der Regel die konservative Therapie, zu der außer Penizillin-Präparaten die vorübergehende Ruhigstellung des infizierten Bereiches gehört. Lediglich bei fortschreitenden Phlegmonen kann manchmal eine Inzision erforderlich werden.

Bei den grangränösen Entzündungen muß die chirurgische Behandlung, also die Exzision der nekrotischen Gewebsanteile und die großzügige Spaltung der befallenen Muskellogen und Faszienräume, durch eine potente *hochdosierte Antibiose* ergänzt werden. In solchen Fällen muß man wirklich einmal mit schweren Geschützen schießen, insbesondere bei Patienten, deren verminderte Infektionsresistenz wegen entsprechender Begleiterkrankungen oder wegen einer immunsuppressiven Therapie bekannt ist.

Da man zu Beginn der Therapie die Ergebnisse der mikrobiologischen Untersuchung von Wundabstrichen und Blutkulturen einschließlich der Testung der Antibiotikaempfindlichkeit noch nicht kennt, müssen Antibiotika und Antibio-

Tabelle 2 Antibiotikakombinationen unter Einschluß anaerobierwirksamer Antibiotika

- Schwere Infektion ohne Erregernachweis
- Mischinfektionen
- Einschränkung der zellulären und humoralen Abwehrmechanismen

tikakombinationen mit breitem Wirkungsspektrum unter Einschluß der Anaerobier verwendet werden. Grundsätzlich sollte man bakterizide Antibiotika bevorzugen (Tab. 2).

Geeignet sind Kombinationen von Beta-Laktamase-stabilen Cephalosporinen wie Cephotaxim mit einem Aminoglykosid. Wenn neben Enterobakterien vermutlich auch Pseudomonas in Frage kommt, bietet sich die Kombination von Cephotaxim, Azlocillin und/oder Tobramycin an. Gegen resistente Keime wirkt die Kombination von Imipenem und Gentamicin recht gut, bei Erwachsenen auch intravenös applizierte Gyrasehemmer wie Ciprofloxacin. Die Anaerobierwirksamkeit einiger Cephalosporine und der Azylureidopenizilline sollte man durch Präparate der Nitroimidazol-Gruppe, also z. B. mit Metronidazol verstärken.

Infizierte offene Wunden laden auch zur *lokalen antibiotischen Therapie* ein. Sie hat aber sicher wesentlich mehr Nachteile als Vorteile (Tab. 3). Zum einen ist die Verteilung antibiotischer Lösungen unkalkulierbar und ihre Wirkung daher begrenzt. Zum anderen wird eine rasche Resistenzentwicklung ausgelöst und die Granulationsbildung wie Epithelisierung gestört. Bei den Penizillin-Präparaten kommt es viel häufiger als nach parenteraler Applikation zur Sensibilisierung mit der Gefahr allergischer Reaktion. Eine lokale Penizillin-Therapie möchte ich daher sogar als Behandlungsfehler bezeichnen.

Tabelle 3 Nachteile einer lokalen Antibiose

- Verteilung des Medikaments unsicher
- tiefere Gewebsschichten werden nicht erreicht
- rasche Resistenzentwicklung
- Wundheilungsstörungen wegen:
  - Hemmung der Granulationsbildung
  - Hemmung der Epithelialisierung
- Sensibilisierung möglich (Allergie)

Tabelle 4 Behandlungsmöglichkeiten schlecht heilender Wunden

- Ringerlösung (mechanische Reinigung)
- proteolytische Enzyme (behindern Phagozytose)
- antiseptische Lösungen (Wirkung umstritten)
- Oxoferin (Tetrachlorodexaoxygen-Anionen-Komplex, TCDO, Wirkung umstritten)
- hydrophile Substanzen (Zucker!)
- plazentarer angiogenic factor und growth factor

In der in Tab. 4 angeführten Möglichkeiten einer lokalen Wundbehandlung fehlen Wundsalben. Sie haben ihre Berechtigung immer dann, wenn man sich zur geschlossenen Behandlung mit Verbänden, vor allem für die Nacht, entschließt. Für die mechanische Reinigung von Wunden genügt Ringerlösung. Proteolytische Enzyme lösen zwar Bakterientrümmer und nekrotische Gewebsanteile auf, sie behindern aber auch die Phagozytose. Die Wirkung von Oxoferin ist immer noch umstritten. Sie wird in der Literatur unterschiedlich beurteilt. Hydrophile Substanzen – am besten verwendet man handelsüblichen Zucker – verstärken den Sekretfluß und tragen dadurch zur rascheren Wundreinigung bei. Neuere Präparate mit hormonähnlicher Wirkung, wie der angiogene Faktor und der Wachstumsfaktor, gewinnen möglicherweise in der Zukunft Bedeutung.

Am häufigsten werden zur lokalen Wundbehandlung sicher antiseptische Lösungen verwendet. Wenn man die Wirkung der verschiedenen Präparate vergleicht, kommt man zum Ergebnis, daß eigentlich nur Formaldehyd und Jod-PVP-Komplex wirklich alle Keime erfassen (Tab. 5). Alle anderen Präparate sind weniger wirksam und haben vor allem bei Sporenbildnern Lücken. Allen antiseptischen Lösungen ist außerdem gemeinsam, daß sie mit erheblichen Nebenwirkungen verbunden sind. Sie schädigen Leukozyten, stören die Durchblutung und behindern die Bildung von Granulationsgewebe.

Tabelle 5 Antiseptische Lösungen

	Spektrum	bakterizid	sporozid
Alkohole	breit	+	0
Farbstoffe	Lücken	(+)	0
Formaldehyd	alle Keime	+	+
Jod-PVP	alle Keime	+	+
Quecksilber	Lücken	(+)	0
Phenole	alle Keime	+	0
Quat. Ammonium	Lücken	+	0

Infektion von Operationswunden

Ein Referat über Weichteilinfektionen wäre unvollständig, wenn man nicht auch Krankenhausinfektionen berücksichtigen würde. Immerhin stehen sie als mittelbare Todesursache in den Vereinigten Staaten – und bei uns wird es nicht anders sein – an vierter und als alleinige Todesursache an 12. Stelle der Todesursachenstatistik (Tab. 6). Die großzügige Anwendung von Antibiotika hat daran überhaupt nichts geändert. Das Einsparungspotential auf diesem

Sektor wird deutlich, wenn man weiß, daß nur die Hälfte aller Indikationen für eine antibiotische Therapie wirklich berechtigt ist.

20% aller Krankenhausinfektionen entfallen auf die Infektion von Operationswunden, wobei natürlich die Infektionshäufigkeit mit der Kontaminationsmöglichkeit während des Eingriffes steigt (Tab. 7).

Das lokale Wundinfektionsrisiko wird durch eine ganze Reihe von Faktoren erhöht, die wir beeinflussen können (Tab. 8), z. B. durch Vermeidung von Massenligaturen und durch sorgfältige Blutstillung. Wir müssen zur Kenntnis

Tabelle 6 Todesursachen in den USA (1982)

Todesursache		Anzahl
1.	Herzerkrankung	756.000
2.	Karzinomleiden	434.000
3.	Schlaganfall	158.000
4.	Krankenhausinfektion (Mit-Todesursache)	80.000
5.	Chron. Lungenerkrankung	59.000
6.	Pneumonie/Influenza	49.000
7.	Verkehrsunfälle	49.000
8.	andere Unfälle	46.000
9.	Diabetes mellitus	36.000
10.	Selbstmord	28.000
11.	Chron. Lebererkrankung	28.000
12.	Krankenhausinfektion (Haupttodesursache)	20.000

Tabelle 7 Infektionsrisiko bei Wunden

Saubere Wunden	1– 5%
Sauber-kontaminierte Wunden	3–11%
Kontaminierte Wunden	10–17%
Infizierte Wunden	ca. 30%

Tabelle 8 Faktoren, die das lokale Wundinfektionsrisiko erhöhen

- Nekrosen
- Fremdkörper (auch Nähte und Drains)
- Sekretansammlung
- Hämatome
- Sauerstoffmangel

nehmen, daß auch Nähte und Drains als Fremdkörper das Keimwachstum begünstigen. Vor allem dürfen Nähte nicht zu fest angezogen werden, da dann die lokale Durchblutung gestört und das Wachstum von Infektionserregern zusätzlich forciert wird. Einige, allerdings bei weitem nicht alle sogenannten Allgemeinfaktoren, die das Risiko von postoperativen Wundinfektionen erhöhen, lassen sich durch eine gute Vorbehandlung vermeiden (Tab. 9).

Tabelle 9 Faktoren, die das postoperative Wundinfektionsrisiko erhöhen

- vaskuläre Erkrankungen
- Eiweißmangel
- Alkoholismus
- Resistenzschwäche
- Immundefekte
- zytostatische Behandlung
- Leukopenie
- Steroidtherapie
- Urämie
- Vitaminmangel

Allerdings muß man sich darüber im klaren sein, daß die Dauer der präoperativen Liegezeit eine wesentliche Rolle für die Häufigkeit von Wundinfektionen spielt. Diese bekannte Tatsache läßt sich auch mit einer eigenen Untersuchung belegen, in der die Infektionshäufigkeit einer chirurgischen Allgemeinstation während eines Jahres überprüft wurde und die eine eindeutige Abhängigkeit der Infektionsfrequenz von dem Klinikaufenthalt vor dem Eingriff nachweist. Eine vollständige prästationäre Diagnostik und Vorbereitung könnte also zur Infektionsrisikominderung beitragen, wenn dadurch die präoperative Liegezeit der Patienten vermindert wird. Der Wert einer perioperativen Antibiotikaprophylaxe ist nur für wenige Operationen bewiesen, z. B. für die Kolonchirurgie. Natürlich müssen bekannte krankenhaushygienische Regeln beachtet werden. Infektionssichere Drainagen sind noch Illusion. Ihnen am nächsten kommen geschlossene Drainagesysteme, die möglichst nicht länger als fünf Tage belassen werden sollten (Tab. 10).

Tabelle 10 Prophylaxe einer Wundinfektion

- kurze (keine) stationäre Vorbereitung
- adäquate Vorbereitung des Op.-Feldes
- Verhütung intraoperativer Kontamination
- atraumatische Technik
- infektionssichere Drainage

Resümee

Der Beitrag versucht, einen aktualisierten Überblick über ein sehr altes Thema der Chirurgie zu geben. Der alte Satz: „Ubi pus, ibi evacua“ gilt auch in unserer Zeit und die Regeln der chirurgischen Behandlung von Weichteilinfektionen haben, obwohl schon im letzten Jahrhundert entwickelt, nichts von ihrer Bedeutung verloren. Für die lokale Behandlung sind vermutlich die einfachsten Maßnahmen die besten. Der Antibiose sollte man nicht allzu sehr vertrauen. Es ist ein Nonsens, einen Abszeß mit Antibiotika zu behandeln, wie es leider immer wieder geschieht. Immer dann allerdings, wenn eine lokale Ausbreitung oder septische Komplikationen drohen, sind Antibiotika unverzichtbar. Sie müssen zunächst ungezielt in hoher Dosierung und mit breitem Wirkungsspektrum, am besten in einer Kombination sich ergänzender bakterizider Präparate eingesetzt werden.

Stellenwert und Auswahl von Antibiotika in der Behandlung chirurgischer Infektionen

H. Breithaupt

Von den chirurgischen Infektionen sollen die Haut- und Weichteilinfektionen, die Osteomyelitiden und die bakteriellen Arthritiden besprochen werden. Dabei sollen die therapeutischen Empfehlungen auf die Auswahl geeigneter Antibiotika sowie ihrer Dosierung und Behandlungsdauer beschränkt sein. Anschließend wird eine Bewertung der für die Unfallchirurgie wichtigsten Antibiotika versucht.

Haut- und Weichteilinfektionen (Tab. 1)

Die *Impetigo* als oberflächliche Streptokokkeninfektion der Haut vorwiegend bei jüngeren Kindern wird mit Penizillin V behandelt (4 Einzeldosen tägl. 10 Tage lang), bei Penizillinallergie mit Erythromycin. Das *Erysipel* wird meist durch beta-hämolysierende Streptokokken der Gruppe A, gelegentlich durch andere Streptokokken und auch Staphylococcus aureus verursacht. Zur Verhütung chronisch-rezidivierender Verläufe sollte Penizillin G in intravenöser Form (3 × 5 – 10 Mio. E/Tag) gegeben werden. Bei der *Phlegmone* sind Haut und Subkutis durch beta-hämolysierende Streptokokken oder Staphylococcus aureus infiziert; behandelt wird mit Flucloxacillin (3 × 1 g/Tag) oder mit Clindamycin. Bei *Lymphangitis* ist Penizillin V oder G nur in schweren Fällen mit drohender systemischer Invasion der beta-hämolysierenden Streptokokken erforderlich. *Abszesse*, *Furunkel* und *Karbunkel* werden nur bei speziellen Problemen, z. B. Abwehrschwäche oder besondere Lokalisation (Oberlippe), mit Staphylokokken-wirksamen Antibiotika behandelt. *Tiefe Wundinfektionen bei Verletzungen* werden ergänzend zu chirurgischen Maßnahmen zur Beschleunigung der Abheilung und zur Verhütung von Komplikationen (Lymphangitis, Sepsis) mit Antibiotika behandelt. Wegen häufiger Mischinfektionen (Staphylokokken, gramnegative Bakterien und Anaerobier) werden Aminopenizilline ± Beta-Laktamasehemmer oder Cephalosporine + Clindamycin (oder Metronidazol) empfohlen. Eine ausreichende *Gasbrandprophylaxe* ist damit einge-

Tabelle 1 Haut- und Weichteilinfektionen

● Impetigo	– Penizillin V (4 × 50 mg/kg 1 – 10 Tage) (Erythromycin)
● Erysipel	– Penizillin G (3 × 5 – 10 Mio. E 1 – 10 Tage) (Clindamycin, Erythromycin)
● Phlegmone	– Flucloxacillin (3 × 1 g) (Clindamycin)
● Lymphangitis (schwere Fälle)	– Penizillin G
● Abszesse, Furunkel, Karbunkel	– Flucloxacillin (Clindamycin, Vancomycin)
Wundinfektionen	
● tief, posttraumatisch	– Ampicillin/Sulbactam oder Cefotiam + Clindamycin (Metronidazol), sehr schwere Fälle: Cefotaxim + Clindamycin oder Imipenem/Cilastatin
Gasbrand-Prophylaxe mit Penizillin G (?) oder mit *Clindamycin*, Metronidazol, Rifampicin (Stevens, D. L. et al.: J. Infect. Dis. *155* (1987) 220).	
● Tierbisse	– evtl. Penizillin V wegen Past. multicoda Rabies-Prophylaxe?
● Dekubitalulzera	– evtl. Ampicillin/Sulbactam oder Cefotiam + Clindamycin (Metronidazol), sehr schwere Fälle: Imipenem/Cilastatin.
● infizierte Gangrän	– Penizillin G, Flucloxacillin, Clindamycin, Gyrasehemmer, Ceftazidim + Tobramycin
● großflächige Verbrennung	– CAVE: unkritische Prophylaxe!
● postoperativ	– Flucloxacillin (Clindamycin, Ampicillin/Sulbactam)

schlossen. *Tierbisse* sind häufig mit Penizillin V-empfindlichen Pasteurella multicoda-Infektionen verbunden. Bei Verdacht auf eine mögliche Rabies muß eine entsprechende Prophylaxe vorgenommen werden. *Dekubitalulzera* müssen als mögliche Fieberquelle in Betracht gezogen werden. Erreger infektiöser Komplikationen sind vor allem Staphylokokken, Streptokokken, Enterobakterien und verschiedene Anaerobier. Lokale Antibiotikabehandlungen sind unsinnig (Selektion, Superinfektion, Resistenzentwicklung, fehlende Tiefenwirkung). Systemisch werden Antibiotika nur bei deutlichen entzündlichen Reaktionen gegeben. Bei *infizierter Gangrän* sind meist Staphylokokken, anaerobe Streptokokken, Clostridien und Enterobakterien als Mischinfektion beteiligt. Neben der Gefäßbehandlung und evtl. Amputation kommen diverse Antibiotika-Kombinationen in Betracht. *Großflächige Verbrennungen* dritten Grades sind durch Infektionen mit Pseudomonas aeruginosa, resistenten Staphylokokken, Enterokokken, Enterobacter, Proteus, Klebsiellen, aber auch Pilzen (Candida, Aspergillus) bedroht, insbesondere bei unkritischem prophylaktischen Antibiotikagebrauch. *Postoperative Wundinfektionen* sind in erster Linie durch Staphylococcus aureus bedingt.

Zur *perioperativen Antibiotika-Prophylaxe* genügt die einmalige Gabe von 2 g Cefazolin; bei Gefahr anaerober Mischinfektionen kann zusätzlich Metronidazol gegeben werden. Alternativ kommen hier auch Ampi-/Amoxicillin und Sulbactam/Clavulansäure in Betracht. Bei längerdauernden Operationen wird die Antibiotikagabe alle 3 Stunden wiederholt.

Osteomyelitis (Tab. 2)

Die *akute hämatogene Osteomyelitis* ist primär ein internistisches Leiden, das mindestens 6 Wochen gezielt und hochdosiert behandelt werden muß. Der Erregernachweis erfolgt aus Blutkulturen, Abszeßpunktaten (subperiostal) oder Knochenbiopsien. Bei Streptokokken sollte Penizillin G, bei Staphylococcus aureus Flucloxacillin oder Clindamycin, bei Staphylococcus epidermidis (Abwehrschwäche!) Vancomycin gegeben werden. Bei Heroinsüchtigen kommen auch Pseudomonas aeruginosa und bei AIDS-Patienten atypische Mykobakterien in Betracht. Die primäre ungezielte Therapie erfaßt mit Penizillin G (3 × 10 Mio. E/Tag) und Flucloxacillin (3 × 4 g/Tag) über 90% der möglichen Erreger.

Tabelle 2 Osteomyelitis

• akut hämatogen	– gezielt und hochdosiert (= parenteral) mindestens 6 Wochen (Penizillin G, Flucloxacillin, Clindamycin, Vancomycin, Fosfomycin, u. a.).
• fortgeleitet	– primär chirurgische Sanierung; prä- und postoperativ gezielte Antibiotika-Therapie.
• chronisch	– primär chirurgisches Vorgehen, lokale und systemische Antibiotika-Therapie.

Die *fortgeleitete Osteomyelitis* sollte primär chirurgisch saniert werden. Eine vorherige gezielte Antibiotika-Behandlung von 1 bis 2 Wochen Dauer soll die intraoperative Streuung vermindern. Postoperativ wird 6 Wochen lang behandelt, falls erforderlich wesentlich länger. Erreger sind vor allem Staphylokokken, Streptokokken und Mischinfektionen mit Anaerobiern. Die *chronische Osteo-*

myelitis wird chirurgisch behandelt (Sequesterentfernung, Knochenplastik). Lokale Antibiotika-Applikationen in Form von Spüldrainagen oder Instillation von Biomaterialien können sinnvoll sein. Infizierte Implantate müssen entfernt werden. Eine unterstützende systemische Antibiotika-Therapie kann indiziert sein, z.B. bei chronischer Staphylokokken-Osteomyelitis mit Flucloxacillin, Clindamycin, Vancomycin, Fosfomycin oder Fusidinsäure, bei Enterobakterien mit Cefotaxim oder Piperacillin (bzw. Mezlocillin) in Kombination mit einem Aminoglykosid. Alternativ können auch Ofloxacin oder Ciprofloxacin gegeben werden, z. B. auch bei Brucellen-Osteomyelitis. Eine Pseudomonas-Osteomyelitis muß mit Ceftazidim oder einem anderen Pseudmonas-wirksamen Beta-Laktamantibiotikum in Kombination mit Tobramycin behandelt werden, evtl. mit Imipenem/Cilastatin. Bei Anaerobier-Beteiligung sollte zusätzlich Penizillin G (außer bei Bacteroides fragilis), Clindamycin oder Metronidazol gegeben werden, oder es wird mit Imipenem/Cilastatin behandelt.

Bakterielle Arthritis (Tab. 3)

Nach Gelenkpunktion und Abnahme von Blutkulturen wird die systemische Antibiotika-Therapie hochdosiert und *ungezielt* begonnen, z.B. mit einer Aminopenizillin-Beta-Laktamasehemmstoff-Kombination oder mit Vancomycin, evtl. in Kombination mit einem Reserve-Beta-Laktamantibiotikum. Ergänzende intraartikuläre Antibiotikainjektionen werden kaum noch empfohlen. Die *gezielte* Antibiotika-Therapie wird hochdosiert und meist parenteral für die Dauer von 3 bis 4 Wochen durchgeführt, gelegentlich wesentlich länger.

Antibiotika-Auswahl

Welche Antibiotika werden bei chirurgischen Infektionen nun essentiell benötigt?

Penizillin G: Das klassische parenterale Penizillin G ist unerreicht bei Infektionen mit Strepto-, Pneumo-, Meningo- oder Gonokokken. Chirurgische Indikationen sind Infektionen mit entsprechenden Erregern, ferner Erysipel und Gasbrand. Allergien müssen erfragt werden, neurotoxische Reaktionen sind zu vermeiden. *Dosierung:* bis zu 3 × 10–20 Mio. E/d.

Ampizillin: Die Aminopenizilline Ampicillin (z. B. Binotal® i. v.) und Amoxicillin (oral) sind gut wirksam auf Hämophilus influenzae, Enterokokken und Listerien, schwächer auf Streptokokken und Pneumokokken, unsicher auf viele gramnegative Keime und unwirksam auf Klebsiellen und die meisten nosokomialen Erreger einschließlich Staphylokokken. In der Unfallchirurgie kommt Ampicillin bei nachgewiesenen Hämophilus- und Enterokokkeninfektionen in Betracht.

Tabelle 3 Bakterielle Arthritis

• ungezielt	– Ampicillin/Sulbactam	3 × 3 g
	oder Vancomycin	4 × 500 mg
	plus Cefotaxim	3 × 4 g
	evtl. + Gentamicin	3 × 1 – 3 mg/kg
• Staphylococcus aureus	– Flucloxacillin	3 × 4 g
	Clindamycin	3 × 600 mg
	Vancomycin	4 × 500 mg
	Fosfomycin	3 × 5 g
• Streptokokken (Pneumokokken)	– Penizillin G	4 × 5 Mio. E
	Erythromycin	4 × 1 g
	Clindamycin	3 × 600 mg
	Vancomycin	4 × 500 mg
• Hämophilus influenza	– Ampicillin (Cefotaxim)	3 × 4 g
• Enterobakterien	– Cefotaxim	3 × 2 g
	Gentamicin	3 × 1 – 3 mg/kg
• Pseudomonas aerug.	– Ceftazidim	3 × 2 g
	+ Tobramycin	3 × 1 – 3 mg/kg
• Gonokokken	– Penizillin G	3 × 5 Mio. E (1 – 4),
	dann Penizillin V	4 × 1 Mio. E (5 – 8)
	(Erythromycin, Cefotaxim, Ceftriaxon)	
• Mykobakterium tub.	– INH (5 mg/kg) + Rifa (10 mg/kg) + Pyrazinamid (25 mg/kg) 3 Monate lang	
• Mykosen	– AMTB (50 mg als 1 – 6 Std.-Infusion) + 5 FC (100 – 500 mg/kg oral) evtl. Fluconazol (200 mg)	

Mit einem Ampicillin-Exanthem muß bei ca. 10% der Patienten gerechnet werden.
Dosierung: oral 3 × 1 g/d, i. v. 3 × 2 – 4 g/d.

Kombination mit Sulbactam oder Clavulansäure: Ampicillin + Sulbactam (Unacid®) bzw. Amoxicillin + Clavulansäure (Augmentan®) haben ein breites gramnegatives und grampositives Spektrum einschließlich Anaerobier. Diese Kombinationen können zur Anfangsbehandlung nicht bedrohlicher gramnegativer oder grampositiver Infektionen (auch Staphylokokken und Anaerobier)

gegeben werden, ferner bei Mischinfektionen und zur perioperativen Prophylaxe bei Eingriffen im Becken-/Bauchbereich.
Dosierung: bis 3 × 3 g/d.

Flucloxacillin: Staphylex® ist das Mittel der Wahl bei Staphylococcus aureus-Infektionen. Die Resistenzquote liegt unter 1%, für Koagulase-negative Staphylokokken bei 20–30%. Nur in diesen Fällen sollte primär Vancomycin gegeben werden.

Reserve-Penizilline: Die Acylureido-Penizilline Mezlo- und Piperacillin sind gut wirksam auf Enterokokken (nicht besser als Ampicillin) und gramnegative Problemkeime. Schwächen haben diese Mittel bei Staphylokokken und anderen grampositiven Keimen sowie bei Pseudomonas (bei letzterem wirkt Piperacillin).
Dosierung: 3 × 2–4 g/d.

Cefazolin: Dieses preiswerte Standard-Cephalosporin (Gramaxin®, Elzogram®) wirkt auf gramnegative und grampositive Keime, auch Staphylokokken. Auf Enterokokken, Anaerobier und nosokomiale gramnegative Erreger ist es unwirksam. Cefazolin ist geeignet zur Anfangsbehandlung leichter und mittelschwerer Infektionen sowie zur perioperativen Prophylaxe.
Dosierung: 3 × 2 g/d.

Cefotiam: Spizef® wirkt gut auf grampositive Keime, aber auch auf Escherichia coli, Klebsiellen und Proteus mirabilis.

Reserve-Cephalosporine: Diese Mittel sind bei gramnegativen nosokomialen Infektionen indiziert, im grampositiven Bereich sind sie nur schwach wirksam. Ceftazidim (Fortum®) ist für die Möglichkeit von Pseudomonas-Superinfektionen zu reservieren.

Imipenem/Cilastatin: Zienam® ist ein Reservemittel für refraktäre nosokomiale Infektionen.

Aminoglykoside: Die modernen Aminoglykoside sind indiziert zur Kombinationsbehandlung schwerer gramnegativer Infektionen. Gentamicin (Refobacin®) ist besonders preiswert, Netilmicin (Certomycin®) möglicherweise weniger ototoxisch und Tobramycin (Gernebcin®) etwas wirksamer auf Pseudomonas aeruginosa. Amikacin (Biklin®) gilt als Reserve-Aminoglykosid.
Dosierung: 3 × 1–3 mg/kg als 1 Std.-Infusion (Amikacin 3 × 5 mg/kg).

Vancomycin: Dieses sehr teure Glykopeptid-Antibiotikum ist gut wirksam auf grampositive Erreger, auch Koagulase-negative Staphylokokken. Auf gramnegative Keime und auf Anaerobier wirkt es nicht. Vancomycin penetriert nicht gut in den Knochen. Es ist indiziert bei Staphylokokkeninfektionen, falls Flucloxacillin nicht wirkt oder nicht vertragen wird, und bei schweren Formen der Antibiotika-assoziierten Kolitis.
Dosierung: 4 × 500 mg/d.

Teicoplanin: Targocid® ist eine „lipophile Alternative" zum Vancomycin. Erhaltungsdosis: 1 × 400 mg/d.

Fosfomycin: Fosfocin® wirkt bakterizid auf Staphylokokken und einige gramnegative Keime. Es penetriert gut in „pharmakokinetische Nischen", auch in den Knochen. Fosfomycin ist indiziert bei schweren Infektionen mit empfindlichen Erregern, z. B. Osteomyelitis.
Dosierung: 3 × 5 g/d.

Clindamycin: Clindamycin® wirkt gut gegen Staphylococcus aureus (vergleichbar mit Flucloxacillin) und gegen Anaerobier (vergleichbar mit Metronidazol Clont®).
Dosierung: 3 × 600 (−900) mg/d i. v.

Gyrase-Hemmer: Die fluorierten Chinolone Ofloxacin (Tarivid®) und Ciprofloxacin (Ciprobay®) sind wirksam auf gramnegative Darmbakterien (auch Pseudomonas), Yersinien und Legionellen; auf grampositive Erreger wirken sie weniger gut. Die Penetration in den Knochen ist gut. Diese Mittel sollten für gramnegative Probleminfektionen, auch Osteomyelitis, zurückgehalten werden.
Dosierung: 2 × 200 mg/d (Ofloxacin oral, i. v.)
2 × 500−750 mg/d (Ciprofloxacin oral)
2 × 100−200 mg/d (Ciprofloxacin i. v.)

Zusammenfassung

Für die systemische Behandlung chirurgischer Infektionen kommen nur wenige Antibiotika in Betracht (Tab. 4): bei *Staphylokokken* sind das Flucloxacillin, Clindamycin, Vancomycin und evtl. Fosfomycin, bei *Streptokokken* Penizillin G; bei *Enterokokken* kommen Ampicillin, Mezlocillin oder Piperacillin in Be-

Tabelle 4 Auswahl der Antibiotika

Streptokokken	– Penizillin G
Staphylokokken	– Flucloxacillin, Clindamycin Vancomycin, Fosfomycin
Enterokokken	– Ampicillin, Mezlocillin, Piperacillin
Hämophilus influenzae	– Ampicillin, Cefotaxim
gramnegative Darmbakt.	– Ampicillin/Sulbactam, Cefazolin, Cefotiam
nosokomiale gramneg. Darmbakt.	– Reserve-Beta-Laktam + Aminoglykosid
Anaerobier	– Clindamycin, Metronidazol

tracht; bei *Hämophilus influenzae* wird Ampicillin (oder Cefotaxim) gegeben, bei *gramnegativen Darmbakterien* sind Aminopenicillin-Beta-Laktamasehemmstoff-Kombinationen oder Basis-Cephalosporine indiziert. *Nosokomiale gramnegative Infektionen* werden mit Reserve-Beta-Laktamantibiotika in Kombination mit Aminoglykosiden behandelt. Bei *Anaerobiern* sind Clindamycin und Metronidazol gleich gut wirksam. Die Behandlung von *Pseudomonas-Infektionen* ist vor allem wegen der schnellen Resistenzentwicklung besonders schwierig. Hier muß nicht selten von den Pseudomonas-wirksamen Cephalosporinen (Ceftazidim, Cefoperazon oder Cefsulodin) zu den Penizillinen Azlocillin oder Piperacillin gewechselt werden, jeweils in Kombination mit Tobramycin. Alternativen sind dann noch Imipenem/Cilastatin und die Gyrase-Hemmer Ofloxacin oder Ciprofloxacin (in hohen Dosen).

Weiterführende Literatur

Braude, A. I., C. E. Davis, J. Fierer: Medical microbiology and infectious diseases. W. B. Saunders Comp., Philadelphia 1981.

Kucers, A., N. Mck. Bennet: The use of antibiotics. 4th ed. Heinemann Medical Books, Oxford 1989.

Lode, H.: Zeitschrift für Chemotherapie (H. Lode), Berlin.

Simon, C., W. Stille: Antibiotika-Therapie in Klinik und Praxis. 7. Aufl. Schattauer, Stuttgart – New York 1989.

Herausgeber- und Autorenverzeichnis

Herausgeber

Prof. Dr. K.-H. Schultheis	Zentrum für Chirurgie Fachabteilung für Allgemeinchirurgie Klinikum der Stadt Nürnberg, Flurstraße 17, 8500 Nürnberg 91
Prof. Dr. K. E. Rehm	Klinik für Unfall-, Hand- und Wiederherstellungschirurgie Universität Köln, Joseph-Stelzmann-Straße 9 5000 Köln 41
Prof. Dr. H. Ecke †	Klinik für Unfallchirurgie Justus-Liebig-Universität Klinikstraße 29 6300 Gießen

Autoren (Erstautoren)

Prof. Dr. H. Breithaupt	Zentrum für Innere Medizin Justus-Liebig-Universität Klinikstraße 36 6300 Gießen
Dr. K. Burkhard	Hch.-Delp-Str. 259 6100 Darmstadt 13
Dr. J. Feil	Unfallchirurgische Orthopädische Klinik Städtisches Klinikum Fulda Akademisches Lehrkrankenhaus der Philipp-Universität Marburg Pacelliallee 4 6400 Fulda

Dr. G. O. Hofmann	Chirurgische Klinik und Poliklinik Ludwig-Maximilians-Universität München Marchioninistraße 15 8000 München 70
Priv. Doz. Dr. H. M. Just	Institut für Klinikhygiene Med. Mikrobiologie und Klin. Infektiologie Flurstraße 17 8500 Nürnberg 91
Dr. K. Klemm	Abtlg. für Posttraumatische Osteomyelitis Berufsgenossenschaftliche Unfallklinik Frankfurt a. M. Friedberger Landstraße 430 6000 Frankfurt a. M. 60
Dr. H.-P. Kloß	Unfallchirurgische Abtlg. Elisabethenstift Landgraf-Georg-Straße 100 6100 Darmstadt
Dr. K.-G. Kunze	Klinik für Unfallchirurgie Justus-Liebig-Universität Klinikstraße 29 6300 Gießen
Dr. H.-J. Patzak	In der Au 6350 Bad Nauheim
Prof. Dr. K. E. Rehm	Klinik für Unfall-, Hand- und Wiederherstellungschirurgie Universität Köln Joseph-Stelzmann-Straße 9 5000 Köln 41
Prof. Dr. K.-H. Schultheis	Zentrum für Chirurgie Fachabteilung für Allgemeinchirurgie Klinikum der Stadt Nürnberg Flurstraße 17 8500 Nürnberg 91

Prof. Dr. K. Schwemmle	Zentrum für Chirurgie, Anästhesiologie u. Urologie Justus-Liebig-Universität Klinikstraße 29 6300 Gießen
Dr. B. Winter-Klemm	Abtlg. für Posttraumatische Osteomyelitis Berufsgenossenschaftliche Unfallklinik Frankfurt a. M. Friedberger Landstraße 430 6000 Frankfurt a. M. 60
Prof. Dr. P. H. Wünsch	Institut für Pathologie Klinikum der Stadt Nürnberg Flurstraße 17 8500 Nürnberg 90